"十二五"职业教育国家规划教材
经全国职业教育教材审定委员会审定

Zhongyi Meirong Jishu

美容美体与健康管理丛书

中医美容技术

第二版

马超　林敏红　主编

郑伟　副主编

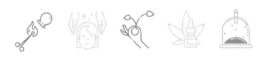

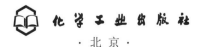

化学工业出版社

·北京·

内容简介

本书从高职中医美容技术课程的需求出发，以经络腧穴、中医美容操作技术和综合运用为主体，对经络腧穴、推拿美容法、刮痧美容法、针灸美容法、损美性疾病的中医诊疗等内容作了较为详细的讲解，具有结构清晰、重点突出、实践性强的特点。

本教材适用于高职美容美体艺术、人物形象设计（美容方向）、医疗美容技术、中医学、护理学、养生康复等专业。此外，也可以作为美容从业人员、中医爱好者以及相关行业人员的培训参考用书。

图书在版编目（CIP）数据

中医美容技术 / 马超，林敏红主编 ；郑伟副主编
. -- 2版. -- 北京 : 化学工业出版社，2024.3（2025.3重印）
ISBN 978-7-122-44654-1

Ⅰ.①中… Ⅱ.①马… ②林… ③郑… Ⅲ.①美容-中医学 Ⅳ.①R275②TS974.1

中国国家版本馆CIP数据核字（2024）第065569号

责任编辑：李彦玲 　　　　　装帧设计：王晓宇
责任校对：刘 一

出版发行：化学工业出版社
　　　　（北京市东城区青年湖南街13号　邮政编码100011）
印　　装：北京新华印刷有限公司
787mm×1092mm　1/16　印张9¼　字数194千字
2025年3月北京第2版第2次印刷

购书咨询：010-64518888　　　售后服务：010-64518899
网　　址：http://www.cip.com.cn
凡购买本书，如有缺损质量问题，本社销售中心负责调换。

定　　价：49.80元

前言
PREFACE

作为高职美容教育教学的专业用书，《中医美容技术》自2015年出版以来，适合我国人物形象设计专业美容或中医美容方向以及美容美体艺术专业的教学，获得了较好的师生反响，并入选为"十二五"职业教育国家规划教材。为了更好地适应当今美容行业的建设、发展和人才培养的需要，我们在第一版教材编写的基础上认真推敲，反复研讨，编写了《中医美容技术》第二版。

第二版修订围绕党的二十大中关于发展职业教育、培养高技能人才的精神，坚持立德树人、德技并修，面向实战、强化能力，突出课程育人和产教融合的特色。全书在体系上进行了部分调整，使之更贴近实际教学需要。具体内容分为三章，即经络腧穴基础、中医美容操作技术和综合实战运用。删除了第一版中的中药煎煮方法和中药外用护肤品的制备。全书以经络腧穴、中医美容操作技术和综合运用为主体，对经络腧穴、推拿美容法、刮痧美容法、针灸美容法、损美性疾病的中医诊疗等内容做了较为详细的讲解，具有结构清晰、重点突出、实践性强的特点。在结构上，以教学要求、教学准备、教学过程来贯穿，在教学内容的设计上，精简理论，强调操作练习和知识点的巩固，以学生为主体，以能力发展为本位，将知识点与临床技能紧密结合。此外，在原有图、文、表的基础上，录制了微课视频，使教材中的重点和难点更加直观形象生动地展现。

本书由浙江纺织服装职业技术学院马超和宁波鄞州德森中医诊所有限公司林敏红主编，辽宁现代服务职业技术学院郑伟任副主编，北京财贸职业学院杜莉、皇族养心堂卢阿姨任特别顾问，皇族养心堂爱新觉罗·川和姚晏頔、浙江纺织服装职业技术学院陈凤丽、宁波鄞州德森中医诊所有限公司林嘉丽等参与编写，浙江纺织服装职业技术学院王佐号负责摄像和制图。北京养心堂化妆品有限公司提供书中案例的问题皮肤照片。宁波鄞州德森中医诊所有限公司黄妙馨、江昱锋、周萍参与视频录制和后期制作。

浙江纺织服装职业技术学院的人物形象设计专业为浙江省优势专业，在此衷心感谢浙江纺织服装职业技术学院对本书出版给予的支持和资助！感谢浙江纺织服装职业技术学院阮星星、任桢毓、周晓倩、张敬辉等同学的参与和配合。

在本书完成之际，我们仍然心存遗憾。由于时间仓促，篇幅有限，有些中医美容的内容没有涉及或没有深入，加上编者水平所限，难免有不足之处。恳请读者和专家同行们谅解并指正，不胜感激！

编者

2023 年 12 月

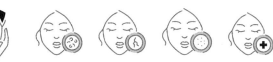

目 录
CONTENTS

第一章 | 经络腧穴基础

知识点	经络腧穴与美容概况	001
技能一	定位方法	004
技能二	分经定位	009

第二章 | 中医美容操作技术

单元一　推拿美容法　　**050**

知识点	推拿美容概况	050
技能一	面部推拿法	060
技能二	身体各部位推拿法	064

单元二　刮痧美容法　　**068**

知识点	刮痧美容概况	068
技能一	面部刮痧法	071
技能二	身体各部位刮痧法	074

单元三　针灸美容法　　**079**

技能一	艾灸法	079

技能二　耳穴法　　　　　　　　　　　　083

技能三　拔罐法　　　　　　　　　　　　091

技能四　刺络法　　　　　　　　　　　　098

技能五　皮肤针法　　　　　　　　　　　103

技能六　毫针法　　　　　　　　　　　　107

第三章｜综合实战运用

技能一　黄褐斑的诊疗　　　　　　　　　117

技能二　晦暗皮肤的诊疗　　　　　　　　120

技能三　痤疮的诊疗　　　　　　　　　　123

技能四　衰老皮肤的诊疗　　　　　　　　127

技能五　敏感皮肤的诊疗　　　　　　　　130

技能六　肥胖病的诊疗　　　　　　　　　133

技能七　黑眼圈的诊疗　　　　　　　　　138

参考文献

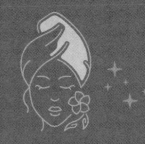

第一章
经络腧穴基础

一、教学要求

① 掌握经络和腧穴的基本概念及经络系统的组成。

② 熟悉经络美容的原理。

③ 了解经络腧穴在美容中的应用、注意事项等。

二、教学准备

操作者准备：实训手册、工作服、束发、修剪指甲、洗手消毒。

实验用品：点穴笔、针灸人体模型。

环境要求：实训室开放空调保暖。

三、教学过程

1. 经络的基本概念

经络是中医理论的重要组成部分，它是由经脉和络脉组成的复杂网络，贯穿于人体全身，是人体气血运行的通道。经脉是主干，络脉是分支，它们相互交织，沟通内外，调节气血，平衡阴阳，维持人体的正常生理功能。把经络比作公路网是为了更好理解经络的作用和组成。

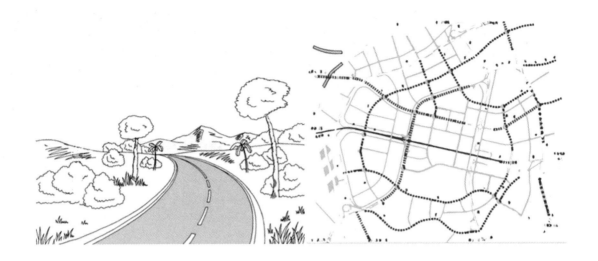

2.腧穴的基础概念

腧穴是经络上的重要节点，是人体气血汇聚的部位。腧穴有一定的分布规律，与经络直接相关。通过对腧穴的刺激，可以调节经络的气血，从而调节人体的生理功能，达到防治疾病的目的。

3.经络美容的原理

经络美容是建立在中医经络理论基础上的美容方法。它基于古人对人体经络、穴位及气血循环的认识，结合针灸、按摩、刮痧等技术，旨在改善皮肤质地、预防和解决各类皮肤问题、延缓衰老。此方法不仅具有深厚的理论基础，而且在实践中得到了广泛的验证。

经络美容的核心在于通过刺激和调节人体经络，改善气血循环，达到美颜养容、防衰抗老的效果。中医认为，人体内有十二正经和奇经八脉，这些经络是气血流通的通道，也是脏腑与体表之间的桥梁。通过刺激经络上的穴位，可以调节气血的流动，从而改善脏腑功能。

当经络畅通、气血充盈时，皮肤能够得到足够的营养，使皮肤恢复弹性和光泽。同时，气血的充足也有助于排毒养颜，减少暗疮、色斑等皮肤问题。

4.经络系统的组成

经络相当于我们人体内看不到的公路网。道路有主干、支干，还有道路上的护栏、种植的花草植被等。同样的，我们的经络也可以细分为：

〇经脉（包括十二正经，十二经别，奇经八脉）——经络系统的主干，多循行于人体的深部，有固定的循行部位，多为纵行（图1-1）

〇络脉（包括十五别络、浮络、孙络）——经络系统的分支，经脉别出的分支。较经脉细小，可循行于浅表，纵横交叉，网络全身，无处不至（图1-1）

〇连属组织——对内连属各个脏腑，对外连于经筋、皮部

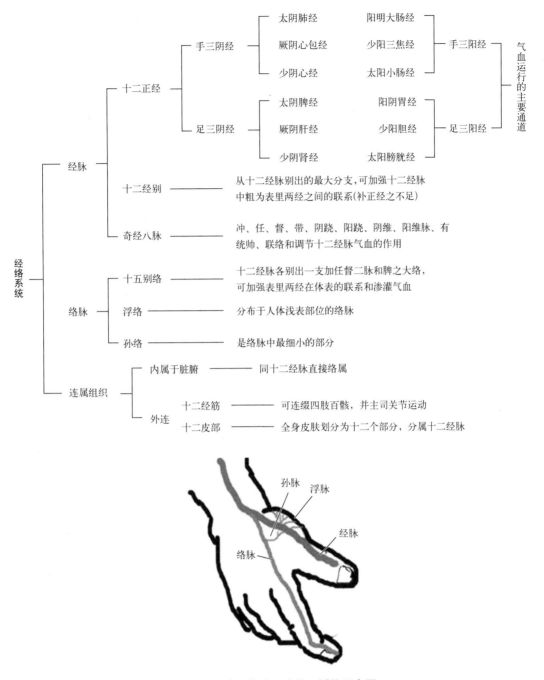

图 1-1　经脉、络脉、孙络、浮络示意图

The diagram content:

经络系统
- 经脉
  - 十二正经
    - 手三阴经
      - 太阴肺经
      - 厥阴心包经
      - 少阴心经
    - 足三阴经
      - 太阴脾经
      - 厥阴肝经
      - 少阴肾经
    - 阳明大肠经
    - 少阳三焦经
    - 太阳小肠经 } 手三阳经
    - 阳阴胃经
    - 少阳胆经
    - 太阳膀胱经 } 足三阳经
    - 气血运行的主要通道
  - 十二经别 —— 从十二经脉别出的最大分支，可加强十二经脉中粗为表里两经之间的联系(补正经之不足)
  - 奇经八脉 —— 冲、任、督、带、阴跷、阳跷、阴维、阳维脉、有统帅、联络和调节十二经脉气血的作用
- 络脉
  - 十五别络 —— 十二经脉各别出一支加任督二脉和脾之大络，可加强表里两经在体表的联系和渗灌气血
  - 浮络 —— 分布于人体浅表部位的络脉
  - 孙络 —— 是络脉中最细小的部分
- 连属组织
  - 内属于脏腑 —— 同十二经脉直接络属
  - 外连
    - 十二经筋 —— 可连缀四肢百骸，并主司关节运动
    - 十二皮部 —— 全身皮肤划分为十二个部分，分属十二经脉

Labels on hand image: 孙脉、浮脉、经脉、络脉

5.经络腧穴在美容中的应用

经络腧穴在美容中有着广泛的应用。通过对特定经络腧穴的刺激，可以调节经络的气血，从而达到美容的效果。例如，刺激足阳明胃经的足三里穴可以改善脾胃虚弱所导致的面部萎黄、面部衰老下垂等；刺激手阳明大肠经的曲池穴可以改善痤疮伴有便秘、口臭等

问题。

特定部位的美容经络腧穴包括面部、眼部、唇部等部位的经络腧穴。例如，面部的颊车穴、下关穴等可以改善面部松弛；眼部的睛明穴、攒竹穴等可以缓解眼部疲劳；唇部的承浆穴、地仓穴等可以改善唇部干燥等问题。

6.经络美容的注意事项与展望

虽然经络美容具有显著的效果，但在实践中仍需注意以下几点：首先，刺激的强度和频率要适中，避免过度刺激导致不适或皮肤损伤。其次，持之以恒是关键，经络美容需要长期坚持才能看到最佳效果。最后，针对不同的个体情况和皮肤问题，应制定个性化的经络美容方案，建议在专业医师或美容师的指导下进行。

随着中医理论的深入研究和技术的发展，经络美容将更加科学化和规范化。未来，我们期待看到更多创新的研究和应用，将古老的中医智慧与现代科技相结合，为人们带来更加高效、安全的美容体验。同时，随着人们对健康和美丽的追求越来越高，相信经络美容将会受到更广泛的欢迎和应用。

四、小结

1.评价学生知识掌握情况

① 在理解的基础上掌握经络腧穴基础知识。

② 在理解的基础上掌握经络系统的组成。

③ 能结合举例熟练说明经络腧穴美容的原理。

2.要点提示

经络美容的核心在于通过刺激和调节人体经络，改善气血循环，达到美颜养容、防衰抗老的效果。经络是气血流通的通道，也是脏腑与体表之间的桥梁。通过刺激经络上的穴位，可以调节气血的流动，内调外养，达到美容作用。

五、思考与练习

熟记经络和腧穴的概念、经络系统的组成、经络美容的原理等内容。

技能一 定位方法

一、教学要求

① 熟悉体表标志，帮助进行腧穴定位。

② 能够运用骨度分寸法测量取穴。

③ 能够运用手指同身寸定位法测量取穴。

二、教学准备

操作者准备：实训手册、学生穿工作服、束发、修剪指甲、洗手消毒。

实验用品：皮尺、解剖用骨架、系统解剖模型、点穴笔（图1-2）。

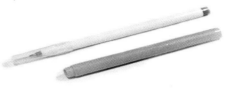

图1-2　点穴笔

环境要求：实训室开空调。

模特准备：选取合适体位，保持平稳而持久的姿势，松开衣服，暴露供标识部位。

三、教学过程

1. 寻找体表固定标志和活动标志

（1）固定的标志

① 定义。指各部位由骨节、肌肉所形成的突起或凹陷以及五官、发际、肚脐等，是在自然姿势下可见到的解剖标志，可借助这些标志确定腧穴的位置，如两侧肩胛冈内侧连线平对第3胸椎棘突，两侧肩胛冈内侧连线平对第7胸椎棘突，两侧髂嵴最高点的连线平对第4腰椎棘突。

② 学生练习。寻找以下穴位：攒竹（眉头）、印堂（两眉头连线中点）（图1-3）。

（2）活动的标志

① 定义。指各部的关节、肌肉随着活动而出现的空隙、凹陷等，是在活动的姿势下才会出现的标志，据此也可确定腧穴的位置。

② 学生练习。寻找以下穴位：听宫（耳屏

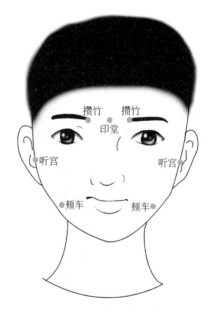

图1-3　寻找解剖标志取穴

与下颌关节之间，张口时呈现的凹陷处）、颊车（下颌角前上方约1横指，当咀嚼时咬肌隆起处）（图1-3）。

2. 骨度分寸定位法

它是指主要以骨节为标志，将两骨节之间的长度折量为一定的分寸，用以确定腧穴位置的方法。常用的骨度分寸见表1-1、图1-4和图1-5。

表1-1　骨度分寸表

部位	起止点	折量寸	度量法	说明
头面部	前发际正中→后发际正中	12	直寸	用于确定头部腧穴的纵向距离
	眉间（印堂）→前发际正中	3	直寸	用于确定前或后发际及其头部腧穴的纵向距离
	两额两发际（头维）之间	9	横寸	用于确定头前部腧穴的横向距离
	耳后两乳突（完骨头）之间	9	横寸	用于确定头后部腧穴的横向距离
胸腹部	胸骨上窝（天突）→剑胸结合中点（歧骨）	9	直寸	用于确定胸部任脉穴的纵向距离
	剑胸结合中点（歧骨）→脐中	8	直寸	用于确定上腹部腧穴的纵向距离
	脐中→耻骨联合上缘（曲骨）	5	直寸	用于确定下腹部腧穴的纵向距离
	两乳头之间	8	横寸	用于确定胸腹部腧穴的横向距离
背腰部	肩胛骨内缘→后正中线	3	横寸	用于确定背腰部腧穴的横向距离
上肢部	腋前、后纹头→肘横纹（平尺骨鹰嘴）	9	直寸	用于确定上臂部腧穴的纵向距离
	肘横纹（平尺骨鹰嘴）→腕掌（背）侧远端横纹	12	直寸	用于确定上臂部腧穴的纵向距离
下肢部	耻骨联合上缘→髌底	18	直寸	用于确定大腿部腧穴的纵向距离
	胫骨内侧髁下方阴陵泉→内踝尖	13	直寸	用于确定小腿内侧部腧穴的纵向距离
	腘横纹（平髌尖）→外踝尖	16	直寸	用于确定小腿外侧部腧穴的纵向距离

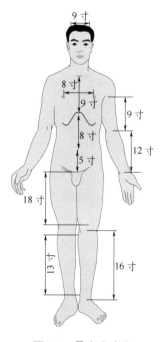

图1-4　骨度分寸法

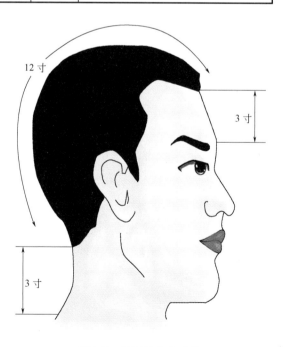

图1-5　头部骨度分寸法

3.手指同身寸定位法

手指同身寸定位法是依据患者本人手指为尺寸折量标准来量取腧穴的定位方法，又称"指寸法"。常用的手指同身寸有以下三种。

（1）中指同身寸

以患者中指中节桡侧两端纹头（拇、食指屈曲成环形）之间的距离作为1寸（图1-6）。

（2）拇指同身寸

以患者拇指的指间关节的宽度作为1寸（图1-7）。

（3）横指同身寸

令患者将食指、中指、无名指和小指并拢，以中指中节横纹为标准，其四指的宽度作为3寸，此法又名"一夫法"（图1-8）。

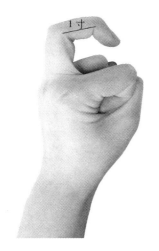
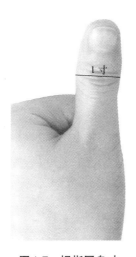
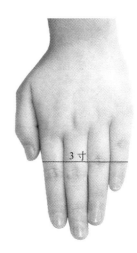

图1-6　中指同身寸　　　　图1-7　拇指同身寸　　　　图1-8　横指同身寸

4.学生分组练习

① 学生以小组为单位，分组练习，先以骨度分寸法寻找穴位，无法使用骨度分寸法的，选用手指同身寸法或其他方法。

② 查阅书籍或资料，练习以下腧穴定位。

穴位	使用了哪种腧穴定位方法	你如何定位腧穴	评价你对该腧穴定位的准确性
头临泣			
百会			

续表

穴位	使用了哪种腧穴定位方法	你如何定位腧穴	评价你对该腧穴定位的准确性
颈百劳			
膈俞			
肾俞			
天突			
中脘			
关元			
大赫			
孔最			
伏兔			
丰隆			

四、小结

1.评价学生练习情况

① 腧穴定位准确与否。

② 各种定位方法的运用是否恰当。

2.要点提示

① 优先选用体表标志和骨度分寸法定位。

② 手指同身寸定位法必须依据患者本人手指为尺寸折量标准，而不是依据操作者的

手指尺寸。

五、思考与练习

1.什么是简便取穴法？请举例说明。

2.这些取穴方法中你最喜欢哪一种？为什么？

3.你认为哪一种或哪两种取穴方法最为准确？

技能二　分经定位

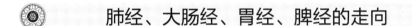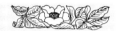
肺经、大肠经、胃经、脾经的走向

一、教学要求

① 掌握十二经脉的名称和十二经脉的流注次序。

② 能够用点穴笔在人体上标识出手太阴肺经、手阳明大肠经、足阳明胃经、足太阴脾经的体表循行路线，并叙述它们的循行路线和美容作用。

二、教学准备

操作者准备：实训手册、工作服、束发、修剪指甲、洗手消毒。

实验用品：点穴笔。

环境要求：实训室开空调保暖。

模特准备：选取合适体位，保持平稳而持久的姿势，松开衣服，暴露供标识部位。

三、教学过程

1.复习十二经脉名称和交接

（1）十二经脉名称

手三阴：手太阴肺经、手厥阴心包经、手少阴心经。

手三阳：手阳明大肠经、手太阳小肠经、手少阳三焦经。

足三阳：足阳明胃经、足少阳胆经、足太阳膀胱经。

足三阴：足太阴脾经、足厥阴肝经、足少阴肾经。

（2）十二经脉的交接

十二经脉的交接即十二经脉的流注，见表1-2。

表1-2　十二经脉流注表

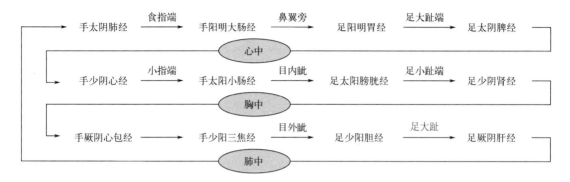

流注次序：气血沿着一定的经脉运行，从手太阴肺经开始，依次传至足厥阴肝经，再复注于手太阴肺经，首尾相贯，如环无端。

流注次序歌诀：肺大胃脾心小肠，胱肾包焦胆肝乡。

2.手太阴肺经、手阳明大肠经、足阳明胃经、足太阴脾经的走向和美容作用

（1）手太阴肺经、手阳明大肠经、足阳明胃经、足太阴脾经的走向

手太阴肺经：起于中焦，下络大肠，还循胃口，通过膈肌，横行至胸部外上方出腋下，沿上肢内侧前缘下行，直出拇指桡侧端（图1-9）。

手阳明大肠经：起于食指桡侧端，经过手背行于上肢（外侧）前缘，上肩，向后到第7颈椎棘突下，再向前下行入缺盆（锁骨上窝），进入胸腔，向下通过膈肌下行至大肠（图1-10）。

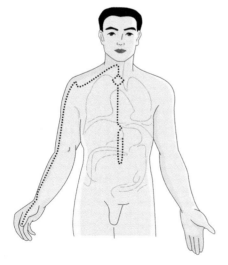

图1-9　手太阴肺经

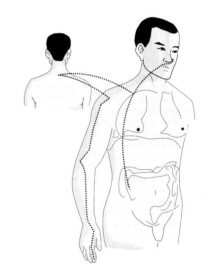

图1-10　手阳明大肠经

足阳明胃经：起于鼻翼旁，沿鼻根、前额、胸部乳中线、腹部旁开2寸处沿下肢前外侧下行（图1-11）。

足太阴脾经：起于足踇趾内侧端，沿内侧赤白肉际上行过内踝的前缘，沿小腿内侧正中线上行，至内踝尖上8寸处，交出足厥阴肝经之前，上行沿大腿内侧前缘，进入腹中，上膈肌，入食道（图1-12）。

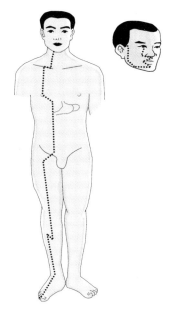

图1-11 足阳明胃经

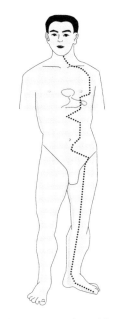

图1-12 足太阴脾经

（2）手太阴肺经、手阳明大肠经、足阳明胃经、足太阴脾经的美容作用

手太阴肺经：治疗各种皮肤美容问题，如肺气虚导致的皮肤㿠白、干燥缺水，容易过敏，反复感染；肺阴虚导致的口鼻干燥，皮肤的小细纹，便秘；肺热壅盛导致的痤疮等。

手阳明大肠经：用于治疗皮肤病以及因大肠功能失调所致的病症，如与便秘有关的粉刺、毛囊炎、酒渣鼻、口臭、肥胖、色斑、皮肤粗糙等，长期腹泻导致的消瘦、乏力、面色苍白等。

足太阴脾经：改善肌肉松弛、口唇色淡、水肿、粉刺、面色萎黄、皮肤粗糙、神疲乏力、神昏嗜睡、毛发稀疏；治疗肥胖、消瘦以及消化系统的疾患。

足阳明胃经：治疗胃热引起的食欲亢进，消瘦或肥胖，面部毛细血管扩张、皮肤油腻粗糙、粉刺、扁平疣、酒渣鼻、口臭、唇炎，便秘；还可用于丰乳、淡斑，改善皮肤颜色，以及湿热蕴结导致的头面部皮脂溢出、脱发。

3.学生练习

① 说出十二经脉的名称和十二经脉的流注次序。

② 分组练习

a.能够用点穴笔在人体上标识出手太阴肺经、手阳明大肠经、足阳明胃经、足太阴脾经的体表循行路线，叙述它们的循行路线，并说出这四条经脉的主要美容作用。

b.填写表格。

经脉	循行路线	美容作用
手太阴肺经		
手阳明大肠经		
足阳明胃经		
足太阴脾经		

4.教师巡视、指导

教师根据学生练习情况现场指导。

5.练习后整理

① 协助模特整理着装。

② 整理美体床。

③ 整理所使用的材料。

四、小结

1.评价学生练习情况

① 肺、大肠、胃、脾经的体表循行路线画得准确与否。

② 是否准确地叙述了肺、大肠、胃、脾经的体表循行路线和美容作用。

2.要点提示

① 肺经与脾经属阴经中的太阴，行于手、足内侧第一条（脾经小腿部有例外）；大肠经与胃经属阳经中的阳明，行于手、足外侧第一条。

② 肺经与大肠经相表里，内外相对；脾经与胃经相表里，内外相对。

五、思考与练习

1.熟记十二经脉的名称。

2.熟记并能叙述手太阴肺经、手阳明大肠经、足阳明胃经、足太阴脾经的体表循行路线和美容作用。

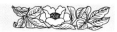 肺经、大肠经、胃经、脾经的常用穴位

一、教学要求

① 能够对手太阴肺经、手阳明大肠经、足阳明胃经、足太阴脾经的常用美容腧穴进行分经定位，并在人体上准确标识。

② 能够叙述手太阴肺经、手阳明大肠经、足阳明胃经、足太阴脾经的常用腧穴定位和美容作用。

二、教学准备

操作者准备：实训手册、工作服、束发、修剪指甲、洗手消毒。

实验用品：皮尺、点穴笔。

环境要求：实训室开空调保暖。

模特准备：选取合适体位，保持平稳而持久的姿势，松开衣服，暴露供标识部位。

三、教学过程

1. 肺经、大肠经、胃经、脾经的常用腧穴讲解

（1）手太阴肺经腧穴（图1-13）

① 尺泽

【定位】在肘横纹中，肱二头肌腱桡侧凹陷处。

【功用】清泄肺热，缓急和胃，舒筋止痛。

【主治】肺经实热所引起的粉刺、酒渣鼻、皮炎、瘾疹、黧黑斑、丹毒，以及咳嗽、气喘、咯血、咽喉肿痛等；急性吐泻、中暑、小儿惊风等急症；肘臂疼痛。

② 列缺

【定位】在前臂桡侧缘，桡骨茎突上方，腕横纹上1.5寸。

【功用】宣肺理气，通经活络。

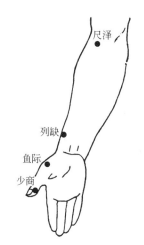

图1-13　肺经穴位

【主治】瘾疹、瘙痒症、粉刺、酒渣鼻；咳嗽、气喘、咽喉肿痛等肺系病症；头痛、齿痛、项强、口眼歪斜等头项部疾患（四总穴之一，即"头项寻列缺"）。

③ 鱼际

【定位】第一掌骨中点桡侧，赤白肉际处。

【功用】清泄肺热。

【主治】粉刺、酒渣鼻；咳嗽、咯血、咽喉肿痛等肺系热性病症。

④ 少商

【定位】拇指桡侧指甲脚旁0.1寸。

【功用】清泄肺热。

【主治】粉刺、酒渣鼻、瘙痒症；咽喉肿痛、高热、昏迷等肺系实热症。

（2）手阳明大肠经腧穴（图1-14）

① 合谷

【定位】手背第1、第2掌骨之间，第2掌骨桡侧中点。

【功用】清热解表，通经活络，祛风止痛。

【主治】粉刺、酒渣鼻、瘙痒症、面部皱纹、色斑等；目赤肿痛、口眼歪斜、面肌痉挛、近视、头痛、齿痛、耳聋、口臭等头面五官诸疾（四总穴之一，即"面口合谷收"）；发热恶寒等外感病证，汗证；经闭、痛经、胎盘不下等妇产科病证。

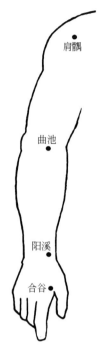

图1-14 大肠经穴位

② 阳溪

【定位】在腕背横纹桡侧，拇指向上翘起时，当拇短伸肌腱与拇长伸肌腱之间的凹陷中。

【功用】清热祛风止痛。

【主治】粉刺、冻疮、瘙痒症、口眼歪斜、目赤肿痛、迎风流泪、耳鸣耳聋等头面五官疾患；腱鞘炎、手腕疼痛。

③ 曲池

【定位】屈肘，肘横纹外侧端，当尺泽与肱骨外上髁连线的中点。

【功用】清热解表，通经活络，祛风止痛。

【主治】粉刺、酒渣鼻、瘾疹、湿疹、黧黑斑、头癣、牛皮癣、脚湿气、脱发等皮肤科疾病；目赤肿痛、咽喉肿痛、齿痛等五官热性病证；网球肘、肘关节炎等上肢病证；热病；高血压病；腹痛、吐泻等肠胃病证。

④ 肩髃

【定位】肩峰端下缘，当肩峰与肱骨大结节之间，三角肌上部中央；臂外展或平举时，肩部出现两个凹陷，当肩峰前下方凹陷处。

【功用】祛风除湿泻热。

【主治】瘾疹、腋臭、乳痈；目赤肿痛、咽喉肿痛、齿痛等五官热性病证；肩臂疼痛、上肢不遂等肩、上肢病证。

（3）足阳明胃经腧穴（图1-15）

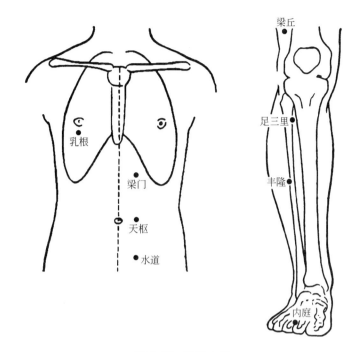

图1-15 胃经穴位

① 乳根

【定位】当乳头直下，第5肋间隙，前正中线旁开4寸。

【功用】隆胸丰乳，理气止痛。

【主治】乳痈、乳汁少等乳房疾患；咳喘、气逆、胸痛；还可用于丰乳。

② 梁门

【定位】上腹部，肚脐上4寸，旁开2寸。

【功用】健脾和胃，瘦身养颜。

【主治】肥胖、消瘦、脾胃虚弱、食欲不振、面色无华、腹胀、腹泻、胃痛、呕吐等由胃疾引起的损美性改变。

③ 天枢

【定位】肚脐旁开2寸。

【功用】理肠瘦身，调经美颜。

【主治】腹壁脂肪堆积；腹痛、腹胀、腹泻、便秘等胃肠病证；月经不调、痛经等妇科疾患。

④ 水道

【定位】脐中下3寸，前中正线旁开2寸。

【功用】利水理气。

【主治】肥胖，水湿内盛，小便不利，小腹胀满；妇科病，带下病。

⑤ 梁丘

【定位】屈膝，在髂前上棘与髌骨外上缘连线上，髌骨外上缘上2寸。

【功用】理气和胃，通乳止痛。

【主治】肥胖；急性胃痛；乳痈、乳痛等乳房疾患；膝关节疼痛或不适。

⑥ 足三里

【定位】髌骨下3寸，胫骨前缘旁开1横指。

【功用】健脾和胃，补虚抗衰，美容瘦身，调经保健。

【主治】消瘦、肥胖；腹痛、腹泻、腹胀、便秘、水肿等胃肠病；早衰、皱纹、黧黑斑、口眼歪斜、面肌痉挛、皮肤过敏、痤疮等损美性疾病；神经衰弱等神志病；月经不调等妇科病。

⑦ 丰隆

【定位】外踝尖上8寸，距胫骨前缘2横指。

【功用】利痰化饮，瘦身美颜。

【主治】痰湿所致的肥胖、痤疮、咳嗽痰多、头痛、眩晕、癫狂等；腹胀、便秘。

⑧ 内庭

【定位】在足背，第2、第3趾间，趾蹼缘后方赤白肉际处。

【功用】清泻胃热。

【主治】肠胃热证导致的肥胖、痤疮、腹胀、便秘、瘾疹、酒渣鼻、头痛、痛经等；齿痛、耳鸣、口眼歪斜、口臭、咽喉肿痛等五官热性病。

（4）足太阴脾经腧穴（图1-16）

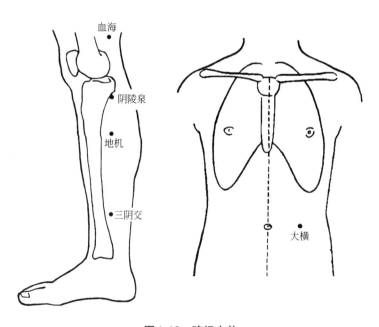

图1-16　脾经穴位

① 三阴交

【定位】足内踝上3寸，胫骨内侧缘后方。

【功用】养阴补虚，活血美颜，调理肝脾肾。

【主治】脾胃虚弱之肥胖、黑眼圈、粉刺、黧黑斑、雀斑、荨麻疹、脱发、面色无华、腹胀、腹泻、便秘等；更年期、月经不调、痛经等妇产科病证；阴虚、心悸、失眠、高血压；泌尿生殖系统疾病。

② 地机

【定位】小腿内侧，在阴陵泉与内踝尖的连线上，阴陵泉下3寸。

【功用】健脾胃，调经带。

【主治】腹胀腹泻、食欲不振；月经不调，崩漏，痛经。

③ 阴陵泉

【定位】小腿内侧，胫骨内侧髁后下方凹陷处。

【功用】清热利湿，健脾消肿。

【主治】肥胖、腹胀腹泻、食欲不振、水肿、遗尿、小便不利等脾不运化水湿病证；月经不调，带下、痛经；膝关节炎。

④ 血海

【定位】大腿内侧，屈膝，髌底内侧端上2寸，当股四头肌内侧头的隆起处。

【功用】凉血活血，补血润肤。

【主治】血热、血瘀、血虚导致的各种疾病，如血热导致的瘾疹、湿疹，血瘀导致的月经不调、痛经、肥胖、粉刺、脱发、黧黑斑、神经性皮炎，血虚导致的贫血、皮肤瘙痒、面色萎黄、口唇爪甲色淡、头晕眼花、心悸失眠、经闭等妇科月经病；膝关节炎。

⑤ 大横

【定位】平脐，脐中旁开4寸。

【功用】健脾理肠，减肥瘦身。

【主治】肥胖、便秘、腹痛、腹泻。

2.教师示范肺经、大肠经、胃经、脾经的常用腧穴定位

教师以点穴笔在模特身上准确标识肺经、大肠经、胃经、脾经的常用腧穴，并叙述其归经、定位和美容作用。

3.学生练习

① 对手太阴肺经、手阳明大肠经、足阳明胃经、足太阴脾经的常用美容腧穴进行定位，并用点穴笔准确标识。

② 标识穴位的同时能够叙述肺经、大肠经、胃经、脾经常用腧穴的归经、定位和美容作用。

③ 填写表格。

穴位	所属经脉	定位	作用
尺泽			
列缺			
鱼际			
少商			
合谷			
阳溪			
曲池			
肩髃			
乳根			
梁门			
天枢			
水道			
梁丘			
足三里			
丰隆			
内庭			
三阴交			
地机			
阴陵泉			
血海			
大横			

4.教师巡视、指导

教师根据学生练习情况现场指导。

5.练习后整理

① 协助模特整理着装。

② 整理美体床。

③ 整理所使用的材料。

四、小结

1.评价学生练习情况

① 肺、大肠、胃、脾经常用腧穴的定位准确与否。

② 能否准确地叙述这些常用腧穴的归经、定位和美容作用。

2.要点提示

① 腧穴定位可采用的基本方法：先选择好手操作者体位，再按经络体表循行路线确定腧穴大概位置，然后准确定位。

② 叙述腧穴作用时可从三方面进行讲述：第一，该穴所属经脉的作用；第二，该穴的局部治疗作用；第三，该穴的特殊作用。

五、思考与练习

1.熟记肺、大肠、胃、脾经常用腧穴的定位与美容作用。

2.准备若干个写有穴位名的小纸片，让学生们抽签，抽到哪个穴位，就当着其他同学的面讲述该穴位的归经、定位与美容作用。

心经、小肠经、膀胱经、肾经的走向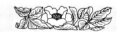

一、教学要求

能够用点穴笔在人体上标识出手少阴心经、手太阳小肠经、足太阳膀胱经、足少阴肾经的体表循行路线，并叙述它们的循行路线和美容作用。

二、教学准备

操作者准备：实训手册、工作服、束发、修剪指甲、洗手消毒。

实验用品：点穴笔。

环境要求：实训室开空调保暖。

模特准备：选取合适体位，保持平稳而持久的姿势，松开衣服，暴露供标识部位。

三、教学过程

1. 手少阴心经、手太阳小肠经、足太阳膀胱经、足少阴肾经的走向和美容作用

（1）手少阴心经、手太阳小肠经、足太阳膀胱经、足少阴肾经的走向

手少阴心经：起于心中，走出后属心系，向下穿过膈肌，络小肠，行于手臂尺侧腧穴（图1-17）。

手太阳小肠经：起于小指外侧，沿上肢外侧后缘，绕肩胛，交肩上行于颈部、面颊、眼周（图1-18）。

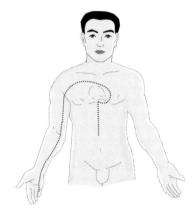

图1-17 手少阴心经

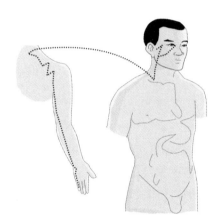

图1-18 手太阳小肠经

足太阳膀胱经：起于目内眦，沿额、顶、枕、项和背、腰中线旁1.5寸及3寸下行至下肢后外侧，于足小趾与足少阴肾相接（图1-19）。

足少阴肾经：起于足小趾，沿足跟、下肢内侧后缘、腹部正中线旁开0.5寸至胸正中线旁开2寸处，注入胸中（图1-20）。

（2）手少阴心经、手太阳小肠经、足太阳膀胱经、足少阴肾经的美容作用

手少阴心经：治疗心经实热、虚热引起的烦躁不安、失眠、痤疮、皮肤油腻或干燥、口干口臭等；心血不足引起的形神失养、心悸、失眠多梦、憔悴、面色不华等。

手太阳小肠经：用于治疗头面皮肤、五官、神经的局部病变；神经衰弱、烦躁、失眠等神志病。

足太阳膀胱经：脏腑功能失调引起的与美容关系密切的疾病，如失眠、便秘、郁证、月经不调、带下病等；脏腑气血、寒热虚实失调引起的一系列美容问题，如肥胖、消瘦、面色不华、皮肤过敏、黄褐斑、痤疮、早衰等；经脉所过部位如头、面、目等的保健与美容。

足少阴肾经：中老年人养生保健，抗衰老；肾阴、肾阳不足或阴阳不调引起的损美性问题，如鳘黑斑、脱发等；常见的妇科、男科、泌尿系统、生殖系统疾病；心神、咽喉、头面疾病的治疗。

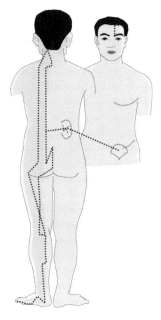

图1-19 足太阳膀胱经

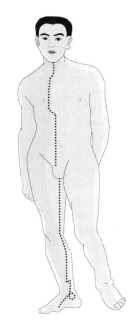

图1-20 足少阴肾经

2.学生练习

① 能够用点穴笔在人体上标识出手少阴心经、手太阳小肠经、足太阳膀胱经、足少阴肾经的体表循行路线，叙述它们的循行路线，并说出这四条经脉的主要美容作用。

② 填写表格。

经脉	循行路线	美容作用
手少阴心经		
手太阳小肠经		
足太阳膀胱经		
足少阴肾经		

3.教师巡视、指导

教师根据学生练习情况现场指导。

4.练习后整理

① 协助模特整理着装。

② 整理美体床。

③ 整理所使用的材料。

四、小结

1.评价学生练习情况

① 心、小肠、膀胱、肾经的体表循行路线画得准确与否。

② 是否准确地叙述了心、小肠、膀胱、肾经的体表循行路线和美容作用。

2.要点提示

① 心经与肾经属阴经中的少阴，行与手、足内侧第三条；小肠经与膀胱经属阳经中的太阳，行与手、足外侧第三条。

② 心经与小肠经相表里，内外相对；肾经与膀胱经相表里，内外相对。

五、思考与练习

熟记手少阴心经、手太阳小肠经、足太阳膀胱经、足少阴肾经的体表循行路线和美容作用，叙述这四条经脉的循行路线和美容作用。

 心经、小肠经、膀胱经、肾经的穴位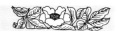

一、教学要求

① 能够对手少阴心经、手太阳小肠经、足太阳膀胱经、足少阴肾经的常用美容腧穴进行分经定位，并在人体上准确标识。

② 能够叙述手少阴心经、手太阳小肠经、足太阳膀胱经、足少阴肾经的常用腧穴定位和美容作用。

二、教学准备

操作者准备：实训手册、工作服、束发、修剪指甲、洗手消毒。

实验用品：皮尺、点穴笔。

环境要求：实训室开空调保暖。

模特准备：选取合适体位，保持平稳而持久的姿势，松开衣服，暴露供标识部位。

三、教学过程

1. 心经、小肠经、膀胱经、肾经的常用腧穴讲解

（1）手少阴心经腧穴（图1-21）

① 阴郄

【定位】腕掌侧远端横纹上0.5寸，尺侧腕屈肌腱的桡侧缘。

【功用】宁心安神养阴。

【主治】黧黑斑、黑眼圈；心经虚热、骨蒸盗汗、神经衰弱、五心烦热、失眠等。

② 神门

【定位】掌侧远端横纹尺侧端，尺侧腕屈肌腱的桡侧缘。

【功用】宁心安神，清心火。

【主治】瘙痒症、口疮；神经衰弱、心烦、失眠、健忘、心悸等；高血压；胸胁痛。

（2）手太阳小肠经腧穴（图1-22）

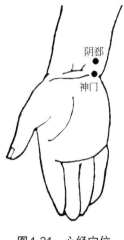

图1-21　心经穴位

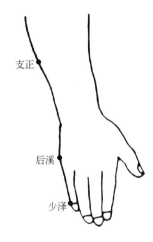

图1-22　小肠经穴位

① 少泽

【定位】小指尺侧指甲根角旁0.1寸。

【功用】清热醒神，通乳祛风。

【主治】乳痈、乳汁少等乳房疾病；皮肤瘙痒症、唇风；头痛、咽喉肿痛等头面五官热证；昏迷。

② 后溪

【定位】自然半握拳，第五掌指关节后横纹头尺侧端赤白肉际处。

【功用】清热安神，通络止痛。

【主治】皮肤瘙痒、瘾疹、痤疮；内热烦躁不安、情绪不稳定；落枕，颈椎病，急性腰扭伤等痛证。

③ 支正

【定位】前臂背面尺侧，腕横纹上5寸。

【功用】清热安神，通络止痛。

【主治】粉刺、扁平疣等热证；神志病；头痛、项强、前臂痛。

（3）足太阳膀胱经腧穴（图1-23）

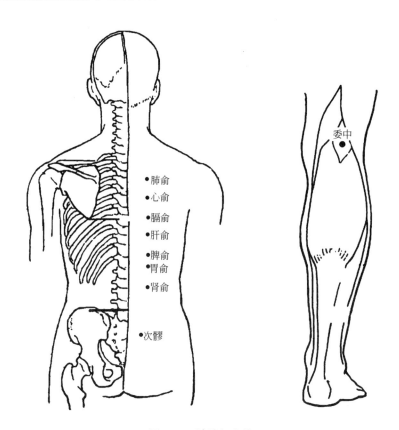

图1-23　膀胱经穴位

① 肺俞

【定位】背部，第3胸椎棘突下，旁开1.5寸。

【功用】润肤养颜，止咳平喘。

【主治】瘙痒、过敏、干燥、粉刺、色斑、皮毛憔悴枯槁等皮肤问题；咳喘等肺系疾病。

② 心俞

【定位】背部，第5胸椎棘突下，旁开1.5寸。

【功用】养心调神，活血润肤。

【主治】失眠多梦，心悸健忘等心系疾病；粉刺、黧黑斑、皮肤溃疡、面色晦暗、面色苍白、皮肤瘙痒、瘾疹等皮肤问题。

③ 膈俞（血会）

【定位】背部，第7胸椎棘突下，旁开1.5寸。

【功用】养血，活血，润肤。

【主治】血虚、血瘀引起的损美性改变，如粉刺、黧黑斑、面色晦暗或苍白、毛发枯黄、脱发、瘾疹、疣、皮肤干燥、粗糙、瘙痒；贫血、失眠多梦，心悸健忘，头晕头痛。

④ 肝俞

【定位】背部，第9胸椎棘突下，旁开1.5寸。

【功用】养血明目，疏肝理气。

【主治】胁痛、黄疸等肝胆病证；近视、迎风流泪、视物不明、针眼等目疾；神情抑郁、月经不调、爪甲无华、偏头痛、神经衰弱、贫血；粉刺，黧黑斑。

⑤ 脾俞

【定位】背部，第11胸椎棘突下，旁开1.5寸。

【功用】美容瘦身，补中气，健脾胃。

【主治】脾虚之食欲不振、厌食呕吐、腹胀腹泻、面色不华、皮肤干枯、口唇色淡、形体消瘦、肌肉松弛、颜面水肿、黧黑斑、痤疮、早衰；脾虚痰湿内盛之形体肥胖臃肿、神疲倦怠、白带多等。

⑥ 胃俞

【定位】背部，第12胸椎棘突下，旁开1.5寸。

【功用】健脾胃，美容美形。

【主治】胃热壅盛之肥胖、消谷善饥；脾胃虚弱之食欲不振、厌食呕吐、腹胀腹泻、面色无华等。

⑦ 肾俞

【定位】背部，第2腰椎棘突下，旁开1.5寸。

【功用】补肾，强身，美容。

【主治】肾虚之腰膝酸软、腰痛、遗尿、遗精、阳痿、月经不调、带下病、水肿、耳鸣耳聋；黑眼圈、色斑、粉刺、皮肤晦暗、脱发、白发、毛发稀少、早衰等。

⑧ 次髎

【定位】第2骶后孔中。

【功用】调经利尿。

【主治】腰痛，妇科病，生殖、泌尿系统疾病。

⑨ 委中

【定位】俯卧，在腘横纹中点，当股二头肌腱与半腱肌腱的中间。

【功用】祛风湿，利腰膝。

【主治】腰背及下肢疼痛（四总穴之一，"腰背委中求"）；腹胀、腹痛、呕吐、泄泻、小便不利；粉刺、疔疮、皮肤瘙痒、湿疹。

（4）足少阴肾经腧穴（图1-24）

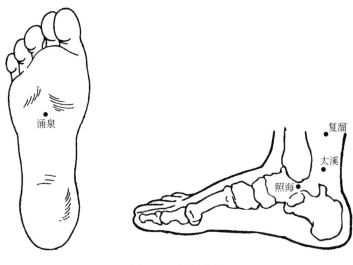

图1-24 肾经穴位

① 涌泉

【定位】在足底部，约当第2、3趾趾缝纹头端与足跟连线的前1/3与后2/3交点上。

【功用】补肾宁心。

【主治】肾虚导致的黧黑斑、黑眼圈、腰膝酸软、水肿、小便不利等各种皮肤美容疾病和泌尿系统疾病；昏迷、中暑等急症；心火上炎之头晕头痛、五心烦热、失眠多梦、口腔炎；咽喉肿痛、咳血等肺系疾病。

② 太溪

【定位】内踝与跟腱之间的凹陷处。

【功用】补肾，强身，养阴。

【主治】阴虚内热之形体消瘦、皮肤干燥、面色晦暗、色斑、斑秃、水肿、五心烦热、失眠多梦、腰膝酸软、脱发、消渴、小便频数、咽喉肿痛、耳鸣耳聋等；阳虚阴盛之早衰、面色㿠白、形寒神疲、阳痿、早泄；月经不调等妇科经带病；咳嗽、气喘等肺部疾患。

③ 照海

【定位】足内踝尖正下缘凹陷处。

【功用】补肾，清热，养心。

【主治】肾虚；心烦，失眠多梦等精神、神志疾患；咽喉干痛、目赤肿痛等五官热性疾患；妇科病；脚气、疲乏倦怠、小便不利、便秘。

④ 复溜

【定位】在小腿内侧，太溪穴直上2寸，跟腱的前方。

【功用】养阴敛汗。

【主治】水肿、肥胖、黑眼圈、崩漏、盗汗、手足多汗、少汗、无汗等津液输布失调疾患；腹胀腹泻等胃肠疾患。

2.教师示范心经、小肠经、膀胱经、肾经的常用腧穴定位

教师以点穴笔在模特身上准确标识心经、小肠经、膀胱经、肾经的常用腧穴，并叙述其归经、定位和美容作用。

3.学生练习

① 对手少阴心经、手太阳小肠经、足太阳膀胱经、足少阴肾经的常用美容腧穴进行定位，并用点穴笔准确标识。

② 标识穴位的同时能够叙述心经、小肠经、膀胱经、肾经常用腧穴的归经、定位和美容作用。

③ 填写表格。

穴位	所属经脉	定位	作用
阴郄			
神门			
少泽			
后溪			
支正			
肺俞			
心俞			
膈俞			
肝俞			
脾俞			

续表

穴位	所属经脉	定位	作用
胃俞			
肾俞			
次髎			
委中			
涌泉			
太溪			
照海			
复溜			

4.教师巡视点评、指导

教师根据学生练习情况现场指导。

5.练习后整理

① 协助模特整理着装。

② 整理美体床。

③ 整理所使用的材料。

四、小结

1.评价学生练习情况

① 心经、小肠经、膀胱经、肾经常用腧穴的定位准确与否。

② 能否准确地叙述这些常用腧穴的归经、定位和美容作用。

2.要点提示

① 腧穴定位可采用的基本方法：先选择好手操作者体位，再按经络体表循行路线确定腧穴大概位置，然后准确定位。

② 叙述腧穴作用时可从三方面进行讲述：第一，该穴所属经脉的作用；第二，该穴的局部治疗作用；第三，该穴的特殊作用。

五、思考与练习

1.熟记心经、小肠经、膀胱经、肾经常用腧穴的定位与美容作用。

2.准备若干个写有穴位名的小纸片，让同学们抽签，抽到哪个穴位，就当着其他同学的面讲述该穴位的归经、定位与美容作用。

 # 心包经、三焦经、胆经、肝经的走向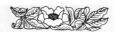

一、教学要求

能够用点穴笔在人体上标识出手厥阴心包经、手少阳三焦经、足少阳胆经、足厥阴肝经的体表循行路线，并叙述它们的循行路线和美容作用。

二、教学准备

操作者准备：实训手册、工作服、束发、修剪指甲、洗手消毒。

实验用品：点穴笔。

环境要求：实训室开空调保暖。

模特准备：选取合适体位，保持平稳而持久的姿势，松开衣服，暴露供标识部位。

三、教学过程

1.手厥阴心包经、手少阳三焦经、足少阳胆经、足厥阴肝经的走向和美容作用

（1）手厥阴心包经、手少阳三焦经、足少阳胆经、足厥阴肝经的走向

手厥阴心包经：起于胸中，沿上肢内侧中线循行至中指桡侧端（图1-25）。

手少阳三焦经：起于无名指尺侧端，沿上肢外侧中线、肩关节后侧、耳周围、颊至目外眦（图1-26）。

足少阳胆经：起于目外眦，沿头部颞侧，耳周围，胸侧，腹侧，下肢外侧中线至四趾外侧端（图1-27）。

足厥阴肝经：起于足踇趾，沿下肢内侧中线（内踝8寸处以下，行于前缘），至生殖器、少腹、胁肋，直至头顶（图1-28）。

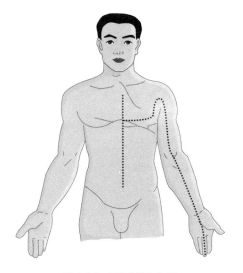

图1-25　手厥阴心包经

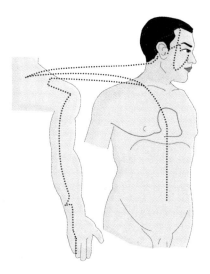

图1-26　手少阳三焦经

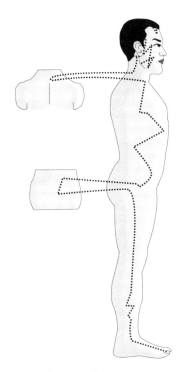

图1-27　足少阳胆经

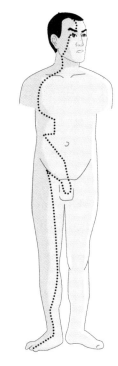

图1-28　足厥阴肝经

（2）手厥阴心包经、手少阳三焦经、足少阳胆经、足厥阴肝经的美容作用

手厥阴心包经：对心血（包括血瘀、血虚、血热）、心神（包括情绪、精神、睡眠）具有良好的调治作用，并且能够宽胸理气，常用于热扰心包、烦热失眠、焦躁不安、疮疡等热证。

手少阳三焦经：用于肥胖、便秘、腹胀。

足少阳胆经：用于肝胆气滞导致的情志抑郁、皮肤干燥或油腻粗糙、月经不调、偏头痛；肝胆郁热导致的带下病、烦躁易怒；经脉所过部位如头、面、目等的保健与美容。

足厥阴肝经：用于肝气郁结导致的诸多美容问题，如黧黑斑、粉刺；肝肾阴虚、肝阳上亢、虚火上炎导致的皮肤油腻或干燥、色斑、眼部不适、耳鸣、心烦失眠等；生殖、内分泌系统疾病，妇科经带病。

2. 学生练习

① 能够用点穴笔在人体上标识出手厥阴心包经、手少阳三焦经、足少阳胆经、足厥阴肝经的体表循行路线，叙述它们的循行路线，并说出这四条经脉的主要美容作用。

② 填写表格。

经脉	循行路线	美容作用
手厥阴心包		
手少阳三焦经		
足少阳胆经		
足厥阴肝经		

3. 教师巡视、指导

教师根据学生练习情况现场指导。

4. 练习后整理

① 协助模特整理着装。

② 整理美体床。

③ 整理所使用的材料。

四、小结

1. 评价学生练习情况

① 心包、三焦、胆、肝经的体表循行路线画得准确与否。

② 是否准确地叙述了心包、三焦、胆、肝经的体表循行路线和美容作用。

2.要点提示

① 心包经与肝经属阴经中的厥阴，行与手、足内侧第二条，即手、足内侧中央；三焦经与胆经属阳经中的少阳，行与手、足外侧第二条，即手、足外侧中央。

② 心包经与三焦经相表里，内外相对；胆经与肝经相表里，内外相对。

五、思考与练习

熟记手厥阴心包经、手少阳三焦经、足少阳胆经、足厥阴肝经的体表循行路线和美容作用，向小组同学叙述这四条经脉的循行路线和美容作用。

心包经、三焦经、胆经、肝经的穴位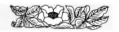

一、教学要求

① 能够对手厥阴心包经、手少阳三焦经、足少阳胆经、足厥阴肝经的常用美容腧穴进行分经定位，并在人体上准确标识。

② 能够叙述手厥阴心包经、手少阳三焦经、足少阳胆经、足厥阴肝经的常用腧穴定位和美容作用。

二、教学准备

操作者准备：实训手册、工作服、束发、修剪指甲、洗手消毒。

实验用品：皮尺、点穴笔。

环境要求：实训室开空调保暖。

模特准备：选取合适体位，保持平稳而持久的姿势，松开衣服，暴露供标识部位。

三、教学过程

1.心包经、三焦经、胆经、肝经的常用腧穴讲解

（1）手厥阴心包经腧穴（图1-29）

① 曲泽

【定位】在肘横纹中，肱二头肌腱尺侧缘。

【功用】清心泻热。

【主治】心火导致的疔疮、癣、瘾疹、口疮、目赤肿痛等；热性胃疾。

② 内关

【定位】腕横纹中点上2寸，掌长肌腱与桡侧腕屈肌腱之间。

【功用】宁心和胃。

【主治】心痛、心悸、胸胁痛、面色紫暗或红等心疾；悲伤、抑郁、失眠等神志病；胃痛、呕吐、呃逆等胃腑病；眩晕症。

③ 劳宫

【定位】在掌心横纹处，第2、第3掌骨中间，握拳时中指指尖处。

【功用】清心安神，醒神止痒。

【主治】心火上炎导致的头晕目眩、心烦失眠、情绪不安、口疮口臭、心痛等；中风、昏迷、中暑等急性病症；鹅掌风、手部皮肤皲裂、手掌多汗。

（2）手少阳三焦经腧穴（图1-30）

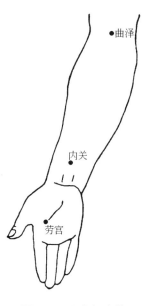
图1-29　心包经穴位

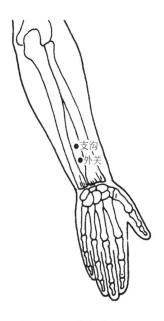
图1-30　三焦经穴位

① 外关

【定位】腕背横纹上2寸，尺骨和桡骨正中间。

【功用】疏风清热。

【主治】瘾疹、疣、皮肤瘙痒、口眼歪斜、面肌痉挛、牛皮癣、热疮、目赤肿痛等热病和头面五官病；胁肋痛、偏头痛、耳鸣耳聋。

② 支沟

【定位】腕背横纹上3寸。

【功用】清热通便。

【主治】便秘导致的肥胖、皮肤油腻、痤疮、湿疹、皮肤瘙痒、疖等实热证；耳鸣耳聋、胁肋疼痛。

（3）足少阳胆经腧穴（图1-31）

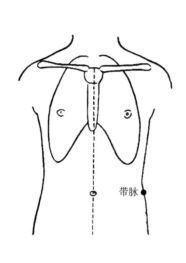
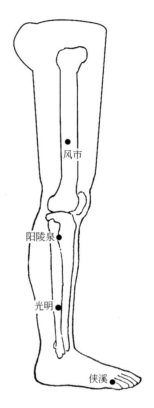

图1-31 胆经穴位

① 带脉

【定位】侧腹部，平脐，第11肋骨游离端下方。

【功用】调经止带。

【主治】妇科经带病引起的面色晦暗、黧黑斑、粉刺。

② 风市

【定位】大腿外侧部中线上，直立垂手时，中指尖处。

【功用】祛风止痒。

【主治】皮肤瘙痒、湿疹、瘾疹、肥胖。

③ 阳陵泉

【定位】小腿外侧，腓骨小头前下方凹陷处。

【功用】疏肝理气，清泻肝胆，舒经活络。

【主治】肝气不疏或肝胆郁结引起的损美性疾病，如黄褐斑、痤疮等；胁痛、呕吐、口苦、吞酸等肝胆犯胃证；膝关节炎。

④ 光明

【定位】小腿外侧，外踝尖上5寸，腓骨前缘。

【功用】通络明目。

【主治】各种眼疾；妇人好怒、色青。

⑤ 侠溪

【定位】足背，第4、第5趾间，趾蹼缘后方赤白肉际处。

【功用】清肝胆热。

【主治】肝胆热盛导致的痤疮、带状疱疹、头痛、眩晕、颊肿、耳鸣耳聋、目赤肿痛
等；乳痈。

（4）足厥阴肝经腧穴（图1-32）

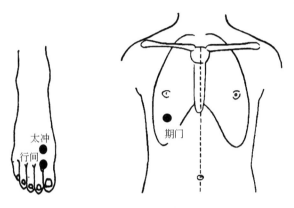

图1-32　肝经穴位

① 行间

【定位】足背，当第1、第2趾间的趾蹼缘上方纹头处。

【功用】清肝泻火。

【主治】肝经风热所致的皮肤问题和头目病证，如带状疱疹、湿疹、疣、目赤肿痛、
口苦、口歪、头痛、目眩；月经不调、带下、崩漏、阴部瘙痒疼痛等妇科经带病证；泌尿
系统疾病。

② 太冲

【定位】足背，当第1、第2跖骨结合部之前的凹陷中。

【功用】清肝明目，疏肝理气。

【主治】黧黑斑、慢性湿疹、疣、白癜风、面瘫、头晕头痛等肝经风热病证；各种眼
疾；月经不调、痛经、崩漏、经闭、带下、阴部瘙痒等妇科经带病证；黄疸、胁痛、腹
胀、呕逆等肝胃病；癃闭、遗尿。

③ 期门

【定位】胸部，当乳头直下，第6肋间隙，前正中线旁开4寸。

【功用】疏肝理气。

【主治】黧黑斑、湿疹；胸胁胀痛、呃逆、呕吐、腹胀、腹泻等肝胃病；乳痈。

2.教师示范心包经、三焦经、胆经、肝经的常用腧穴定位

教师以点穴笔在模特身上准确标识心包经、三焦经、胆经、肝经的常用腧穴，并叙述

其归经、定位和美容作用。

3.学生练习

① 对手厥阴心包经、手少阳三焦经、足少阳胆经、足厥阴肝经的常用美容腧穴进行定位，并用点穴笔准确标识。

② 标识穴位的同时能够叙述心包经、三焦经、胆经、肝经常用腧穴的归经、定位和美容作用。

③ 填写表格。

穴位	所属经脉	定位	作用
曲泽			
内关			
劳宫			
外关			
支沟			
带脉			
风市			
阳陵泉			
光明			
侠溪			
行间			
太冲			
期门			

4.教师巡视点评、指导。

教师根据学生练习情况现场指导。

5.练习后整理

① 协助模特整理着装。

② 整理美体床。

③ 整理所使用的材料。

四、小结

1.评价学生练习情况

① 心包经、三焦经、胆经、肝经常用腧穴的定位准确与否。

② 能否准确地叙述这些常用腧穴的归经、定位和美容作用。

2.要点提示

① 腧穴定位可采用的基本方法：先选择好手操作者体位，再按经络体表循行路线确定腧穴大概位置，然后准确定位。

② 叙述腧穴作用时可从三方面进行讲述：第一，该穴所属经脉的作用；第二，该穴的局部治疗作用；第三，该穴的特殊作用。

五、思考与练习

1.熟记心包经、三焦经、胆经、肝经常用腧穴的定位与美容作用。

2.准备若干个写有穴位名的小纸片，让同学们抽签，抽到哪个穴位，就当着其他同学的面讲述该穴位的归经、定位与美容作用。

 督脉、任脉的走向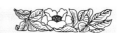

一、教学要求

能够用点穴笔在人体上标识出督脉、任脉的体表循行路线，并叙述它们的循行路线和美容作用。

二、教学准备

操作者准备：实训手册、工作服、束发、修剪指甲、洗手消毒。

实验用品：皮尺、点穴笔。

环境要求：实训室开空调保暖。

模特准备：选取合适体位，保持平稳而持久的姿势，松开衣服，暴露供标识部位。

三、教学过程

1.学习督脉、任脉的走向和美容作用

（1）督脉、任脉的走向

督脉：下出会阴，行于腰背正中，沿脊柱里面上行，至项后风府穴入颅络脑，止于口（图1-33）。

任脉：下出会阴，行胸腹部正中至咽，从面颊部环绕口唇（图1-34）。

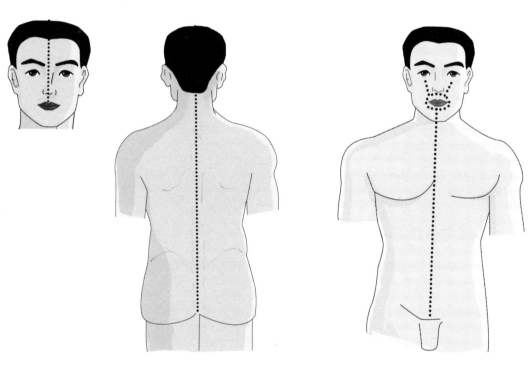

图1-33 督脉   图1-34 任脉

（2）督脉、任脉的美容作用

督脉：适用于头痛、脱发、瘙痒、脂溢性皮炎等头面受风；头晕、失眠、健忘；面色㿠白、精神萎靡、毛发稀疏、肥胖等阳虚表现。

任脉：用于妇科经带病；脾胃虚弱或脾胃积滞；美容保健强身。

2.学生练习

① 能够用点穴笔在人体上标识出督脉、任脉的体表循行路线，叙述它们的循行路线，并说出这两条经脉的主要美容作用。

② 填写表格。

经脉	循行路线	美容作用
督脉		
任脉		

3.教师巡视、指导

教师根据学生练习情况现场指导。

4.练习后整理

① 协助模特整理着装。

② 整理美体床。

③ 整理所使用的材料。

四、小结

1.评价学生练习情况

① 督脉、任脉的体表循行路线画得准确与否。

② 是否准确地叙述了督脉、任脉的体表循行路线和美容作用。

2.要点提示

督脉为阳脉之海，行于后背正中，任脉为阴脉之海，行于胸腹部正中；两条经脉正反相对而行。

五、思考与练习

讲述这两条经脉的循行路线和美容作用。

 ## 督脉、任脉的穴位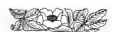

一、教学要求

① 能够对督脉、任脉的常用美容腧穴进行分经定位，并在人体上准确标识。

② 能够叙述督脉、任脉的常用腧穴定位和美容作用。

二、教学准备

操作者准备：实训手册、工作服、束发、修剪指甲、洗手消毒。

实验用品：点穴笔。

环境要求：实训室开空调保暖。

模特准备：选取合适体位，保持平稳而持久的姿势，松开衣服，暴露供标识部位。

三、教学过程

1.督脉、任脉的常用腧穴讲解

（1）督脉腧穴（图1-35）

① 命门

【定位】腰部后正中线上，第2腰椎棘突下凹陷中。

【功用】补肾强身。

【主治】肾虚之早衰、面色㿠白、精神不佳、夜尿多、畏寒怕冷、腰膝酸软、阳痿早泄、性冷淡；月经不调、带下；遗尿、癃闭。

② 至阳

【定位】背部后正中线上，第7胸椎棘突下凹陷中。

【功用】清热理气。

【主治】痤疮、疔疮、皮肤油腻、毛孔粗大、胸背痛、心悸。

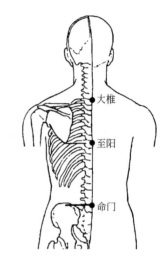

图1-35 督脉穴位

③ 大椎

【定位】后正中线，第7颈椎棘突下凹陷处。

【功用】清热通阳。

【主治】粉刺、脂溢性皮炎、黧黑斑、荨麻疹；颈椎病、落枕。

（2）任脉腧穴（图1-36）

① 中极

【定位】前正中线上，脐下4寸。

【功用】活血除湿。

【主治】阴部湿疹、遗精、遗尿；外阴瘙痒、月经不调、痛经、崩漏、带下等妇科经带病。

② 关元

【定位】前正中线上，脐下3寸。

【功用】固本培元，强身保健。

【主治】黧黑斑、粉刺、皮肤瘙痒、疔疮疖肿、瘾

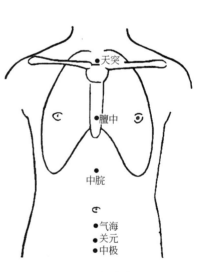

图1-36 任脉穴位

疹；早衰、面色无华、神经衰弱、长期失眠、体质虚弱、易于外感；痛经、月经不调等妇女经带病；遗精、遗尿、泄泻；肥胖或消瘦。

③ 气海

【定位】前正中线上，脐下1.5寸。

【功用】升阳益气，调气保健。

【主治】黧黑斑、粉刺、皮肤瘙痒、瘾疹、面部水肿、早衰、脱发；面色无华或萎黄、体质虚弱、神疲乏力、神经衰弱、眩晕、易于外感；痛经、崩漏、月经不调等妇女经带病；肥胖病。

④ 中脘

【定位】前正中线上，脐上4寸。

【功用】调理脾胃。

【主治】胃痛、便秘、腹胀等脾胃病；黧黑斑、粉刺、面色萎黄等脾胃病所致的损美性疾病；肥胖或消瘦；心烦失眠。

⑤ 膻中

【定位】在胸部，前正中线上，平第4肋间，两乳头连线的中点。

【功用】益气健胸。

【主治】黧黑斑、乳痈、产后缺乳、健胸丰乳、呃逆、心悸、咽喉不适。

⑥ 天突

【定位】胸部，胸骨上窝中央。

【功用】利咽理气。

【主治】慢性咽炎、咽喉肿痛、咽部瘙痒、咳嗽、哮喘胸痛、暴喑等肺系疾病；梅核气、噎嗝等气机不畅病证。

2.教师示范督脉、任脉的常用腧穴定位

教师以点穴笔在模特身上准确标识督脉、任脉的常用腧穴，并叙述其归经、定位和美容作用。

3.学生练习

① 对督脉、任脉的常用美容腧穴进行定位，并用点穴笔准确标识。

② 标识穴位的同时能够叙述督脉、任脉常用腧穴的归经、定位和美容作用。

③ 填写表格。

穴位	所属经脉	定位	作用
命门			

续表

穴位	所属经脉	定位	作用
至阳			
大椎			
中极			
关元			
气海			
中脘			
膻中			
天突			

4.教师巡视、指导

教师根据学生练习情况现场指导。

5.练习后整理

① 协助模特整理着装。

② 整理美体床。

③ 整理所使用的材料。

四、小结

1.评价学生练习情况

① 督脉、任脉常用腧穴的定位准确与否。

② 能否准确地叙述这些常用腧穴的归经、定位和美容作用。

2.要点提示

① 腧穴定位可采用的基本方法：先选择好手操作者体位，再按经络体表循行路线确定腧穴大概位置，然后准确定位。

② 叙述腧穴作用时可从三方面进行讲述：第一，该穴所属经脉的作用；第二，该穴的局部治疗作用；第三，该穴的特殊作用。

五、思考与练习

1.熟记督脉、任脉常用腧穴的定位与美容作用。

2.准备若干个写有腧穴名的小纸片，让同学们抽签。同学们抽到哪个腧穴，就当着其他同学的面讲述该穴位的归经、定位与美容作用。

 # 头面部常用腧穴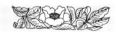

一、教学要求

① 能够对头面部的常用美容腧穴进行分经定位，并在人体上准确标识。

② 能够叙述头面部的常用腧穴定位和美容作用。

二、教学准备

操作者准备：实训手册、工作服、束发、修剪指甲、洗手消毒。

实验用品：皮尺、点穴笔。

环境要求：实训室开空调保暖。

模特准备：选取合适体位，保持平稳而持久的姿势，松开衣服，暴露供标识部位。

三、教学过程

1.头面部的常用腧穴讲解（图1-37、图1-38）

（1）手阳明大肠经腧穴

迎香

【定位】鼻翼外缘中点旁，鼻唇沟中。

【主治】面部皮肤瘙痒、浮肿、面肌痉挛、鼻唇沟局部细纹、粉刺、酒渣鼻、皮肤油腻、口周皮炎；鼻塞、鼻衄、口眼歪斜。

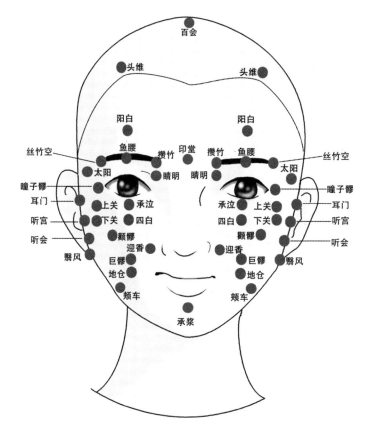

图1-37 头面部常用穴位

图1-38 风池、风府

（2）足阳明胃经腧穴

① 承泣

【定位】目正视，瞳孔直下，当眼球与眶下缘之间。

【主治】眼袋、黑眼圈、眼部细纹；面瘫、口眼歪斜；眼睑颤动、目赤肿痛、夜盲症、迎风流泪、麦粒肿。

② 四白

【定位】目正视，瞳孔直下，当眶下孔凹陷中。

【主治】眼袋、黑眼圈、眼部细纹、眼轮匝肌痉挛；面瘫、口眼歪斜、目赤痛痒、白内障、迎风流泪。

③ 巨髎

【定位】目正视，瞳孔直下，平鼻翼。

【主治】皮肤松弛、面色不佳、粉刺、黧黑斑；面瘫、面肌痉挛或疼痛、口眼歪斜。

④ 地仓

【定位】口角旁0.4寸，上直对瞳孔。

【主治】皮肤松弛、口角颤动、口眼歪斜、齿痛、口角流涎；面瘫、面肿、三叉神经痛。

⑤ 颊车

【定位】面颊部，下颌角前上方约1横指，咀嚼时咬肌隆起最高点。

【主治】皮肤松弛、咬肌肥大、粉刺；面瘫、三叉神经痛、口眼歪斜。

⑥ 下关

【定位】耳前方，当颧弓与下颌切际所形成的凹陷中。

【主治】皮肤松弛、皱纹、粉刺、黧黑斑；面瘫、面肌痉挛或疼痛、口眼歪斜、齿痛、耳鸣耳聋。

⑦ 头维

【定位】侧头部，当额角发迹上0.5寸，头正中线旁开4.5寸。

【主治】面部皱纹、脱发；神经衰弱、失眠、头痛、眩晕、视物不清、流泪、眼睑颤动。

（3）足太阳膀胱经腧穴

① 睛明

【定位】目内眦上凹陷处。

【主治】目赤肿痛、迎风流泪、近视、眼疲劳、夜盲等目疾；眼周皮肤松弛、皱纹。

② 攒竹

【定位】眉头凹陷中，约在目内眦直上。

【主治】近视、视物模糊等目疾；头痛、鼻塞、眼轮匝肌痉挛、眼周皮肤松弛。

（4）手太阳小肠经

① 颧髎

【定位】当目外眦直下，颧骨下缘凹陷处。

【主治】面部皮肤松弛、粉刺、黧黑斑；面瘫、面肌痉挛或疼痛、齿痛、口眼歪斜。

② 听宫

【定位】耳屏前，下颌骨髁状突后缘，张口时呈凹陷处。

【主治】耳鸣、耳聋等耳疾；齿痛、腮腺炎。

（5）手少阳三焦经腧穴

① 翳风

【定位】乳突前下方，平耳垂后下缘的凹陷处。

【主治】耳鸣、耳聋等耳疾；齿痛、口眼歪斜、牙关紧闭、颊肿、瘰疬。

② 耳门

【定位】耳屏上切迹前方，下颌骨髁状突后缘，张口时呈凹陷处。

【主治】耳鸣、耳聋等耳疾；齿痛。

③ 丝竹空

【定位】眉梢末端凹陷处。

【主治】近视、视物模糊等目疾；头痛、耳鸣、面瘫、面肌痉挛、眼周皮肤松弛、鱼尾纹。

（6）足少阳胆经腧穴

① 瞳子髎

【定位】目外眦旁，当眶外缘处。

【主治】近视、视物模糊等目疾；头痛、面肌痉挛、眼周皮肤松弛、鱼尾纹。

② 听会

【定位】耳屏间切迹前，下颌骨髁状突后缘，张口时呈凹陷处。

【主治】耳鸣、耳聋等耳疾；面痛、齿痛。

③ 上关

【定位】耳前，下关穴直上，当颧弓上缘凹陷处。

【主治】偏头痛、耳鸣、耳聋、齿痛；黧黑斑。

④ 风池

【定位】枕骨下，胸锁乳突肌与斜方肌上端之间的凹陷中，平风府穴。

【主治】头痛、眩晕、目赤肿痛、颈项强痛、甲状腺肿、耳鸣、耳聋、感冒、中风、热病；过敏性皮肤病、皮肤瘙痒。

（7）督脉腧穴

① 风府

【定位】后发际直上1寸。

【主治】过敏性皮肤病、风疹；头痛、眩晕、项强、颈椎病、咽喉肿痛、失音、中风。

② 百会

【定位】百会：头顶，两耳尖连线的中点。

【主治】气虚下陷，疲乏无力，眩晕健忘，面色不华，头痛头胀。

（8）任脉

承浆

【定位】颏唇沟的正中凹陷中。

【主治】口干、口疮、口歪、唇裂、流涎、暴喑。

（9）奇穴

① 印堂

【定位】两眉头连线的中点。

【主治】粉刺、面瘫、川字纹、头痛。

② 鱼腰

【定位】瞳孔直上，眉毛的中心。

【主治】眉棱骨痛、眼睑下垂、眼睑颤动、目赤肿痛。

③ 太阳

【定位】眉梢与目外眦连线中点向外1横指的凹陷中。

【主治】眼角皱纹、粉刺、面瘫、面痛、头痛、健忘；近视、迎风流泪等目疾。

2.教师示范头面部的常用腧穴定位

教师以点穴笔在模特身上准确标识头面部的常用腧穴，并叙述其归经、定位和美容作用。

3.学生练习

① 对头面部的常用美容腧穴进行定位，并用点穴笔准确标识。

② 标识穴位的同时能够叙述头面部常用腧穴的归经、定位和美容作用。

③ 填写表格。

穴位	所属经脉	定位	作用
迎香			
承泣			
四白			
巨髎			
地仓			
颊车			
下关			
头维			
睛明			
攒竹			

续表

穴位	所属经脉	定位	作用
颧髎			
听宫			
翳风			
耳门			
瞳子髎			
听会			
上关			
风池			
承浆			
风府			
百会			
印堂			
鱼腰			
太阳			

4.教师巡视点评、指导

教师根据学生练习情况现场指导。

5.练习后整理

① 协助模特整理着装。

② 整理所使用的材料。

四、小结

1.评价学生练习情况

① 头面部常用腧穴的定位准确与否。

② 能否准确地叙述这些常用腧穴的归经、定位和美容作用。

2.要点提示

头面部体积相对较小，定位须精确。

五、思考与练习

1.熟记头面部常用腧穴的定位与美容作用。

2.准备若干个写有穴位名的小纸片，让同学们抽签，抽到哪个穴位，就当着其他同学们的面讲述该穴位的归经、定位与美容作用。

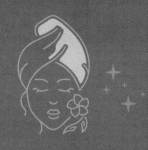

第二章
中医美容操作技术

单元一　推拿美容法

▶ 推拿手法 ◀

知识点　推拿美容概况

一、教学要求

① 掌握推拿美容的原理和作用，以及推拿美容的要求、适应证。

② 熟悉推拿美容的禁忌和注意事项。

③ 掌握推拿基本手法，熟悉各手法的操作要领和注意事项。

④ 日常生活中养成勤练手操的习惯。

二、教学准备

操作者准备：实训手册、工作服、束发、修剪指甲、洗手消毒。

实验用品：推拿床、枕头、床单、按摩油（图2-1）。

环境要求：实训室开空调。

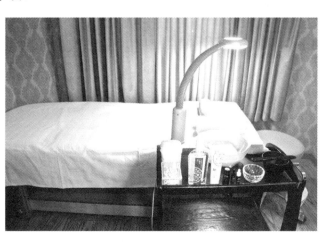

图2-1　推拿实训环境

模特准备：选取合适体位，保持平稳而持久的姿势；暴露操作部位，注意保暖。

三、教学过程

1.学习推拿美容理论

（1）推拿美容的原理和作用

推拿美容是指运用各种手法刺激体表经络腧穴或某一部位，一方面通过经络系统调和体内脏腑气血阴阳，另一方面通过体表局部的物理效应来达到祛病、美容、美形目的的一种治疗和保健的方法。

推拿的作用：疏通经络，调和气血；平衡阴阳，调节脏腑；舒筋缓急，松解粘连；防病保健，美容美体。

推拿美容的作用：加快血液循环，给皮肤输送充足的营养；促进淋巴液的流通；解除皮肤和肌肉的疲劳，延缓衰老；增强皮下脂肪的吸收，抑制发胖，减肥。

（2）推拿美容的手法要求和适应证

推拿美容手法应力求均匀（力度、节奏）、有力、柔和、渗透、服帖，这也是推拿美容的基本要求。

推拿美容的适应证包括雀斑、黧黑斑、粉刺、皱纹、皮肤松弛、口眼歪斜、脂溢性皮炎、皮肤晦暗、眼袋、黑眼圈、瘾疹、肥胖、乳房发育不良、乳腺增生、白发；其他如落枕、颈椎病、肩周炎、肌肉劳损、神经衰弱、腹泻、便秘、近视、女子月经不调、更年期综合征等也可适用。

（3）推拿美容的禁忌证和注意事项

推拿美容的禁忌

① 局部严重皮肤过敏、传染病、炎症禁止推拿。

② 月经期和孕妇不可在下腹部、腰骶部以及合谷、至阴等推拿。

③ 新鲜骨折、骨髓炎、骨肿瘤、严重的骨质疏松禁推拿。

推拿美容的注意事项

① 推拿前应修剪指甲，勿戴戒指，保持双手的清洁和温暖。

② 推拿时宜用心服务，配合顾客的呼吸、脉搏和情绪，推拿力度应根据顾客的年龄、体质等的差异而有所不同。

③ 要求顾客全身放松，推拿手法一般前轻后重、由浅入深、自上而下、从前至后。

2.手操练习

（1）教师示范

① 甩手。两臂相对弯曲，十指指尖向下，掌心朝胸，双手做上下甩动（图2-2）。

② 抓球。五指用力伸展后，屈曲掌指关节和指关节，握拳，如抓球状（图2-3）。

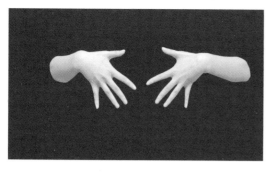

图2-2 甩手

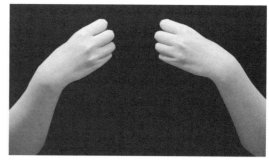

图2-3 抓球

③ 旋腕。两臂相对弯曲，十指相互交叉对握，两手掌根紧贴，分别以顺时针和逆时针方向旋转（图2-4）。

④ 压掌。两臂相对弯曲，双手十指指尖向上，掌根紧贴，在胸前合十。以右手掌、指用力将左手掌、指推向左手手背方向，然后以左手掌、指用力将右手掌、指推向右手手背方向，如此左右手交替推掌（图2-5）。

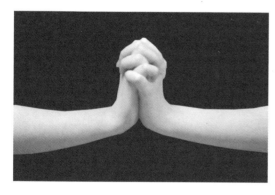

图2-4 旋腕

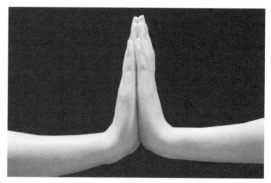

图2-5 压掌

⑤ 弹琴。双手半握拳，五个手指依次点击桌面，其余手指不能离开桌面。五指的点击速度逐渐加快，最后可多指交替点击（图2-6）。

⑥ 拉手指。一手轮流拉伸另一只手的拇指、食指、中指、无名指和小指（图2-7）。

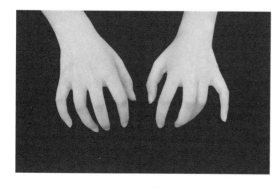

图2-6 弹琴

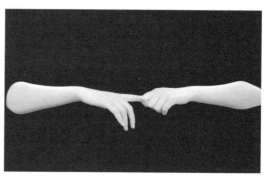

图2-7 拉手指

⑦ 屈曲指关节。双手的腕关节、掌指关节都不动，只90°屈曲近端指关节。当一手指的近端指关节屈曲时，其余手指的近端指关节仍是伸直的（图2-8）。

⑧ 正向轮指。从食指依次至小指轮流以指腹着力，轮刮在桌面的同一点上，此后食指至小指均已收入掌心（图2-9）。

⑨ 反向轮指。从小指依次至食指轮流以指腹着力，轮刮在桌面的同一点上，此后小指至食指均已收入掌心（图2-10）。

（2）学生练习

学生根据教师示范进行练习。

（3）教师点评

教师根据学生练习情况进行点评。要说明的是，手操的操作要点是尽可能地拉伸或活动手部的各个关节，动作要达到学生所能承受的极限，因此刚开始练习时手指会有酸痛感，属正常现象。

3.推拿美容常用手法

（1）基本手法

① 点法

点法分拇指点和屈指点两种。拇指点是指用拇指端点压体表；屈指点是指用指间关节点压体表（图2-11）。

【动作要领】点法接触面积小，刺激量大，操作切忌暴力，而应按压深沉，逐渐施力，再逐渐减力。

【应用】适用于全身各部位，可用于保健美容。

② 按法

用手指或手掌或肘尖着力于体表某一部位或穴位上，垂直按压。按法可分为指按法、掌按法（图2-12）、肘按法三种，美容按摩以拇指按法最为常用。

【动作要领】此法力度由轻到重，稳而持续，逐渐达到深部组织，忌猛然发力。

【应用】适用于全身所有经络和穴位，指按法尤适用于头面部保健美容。

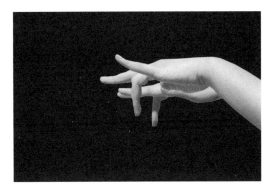

图2-8　屈曲指关节

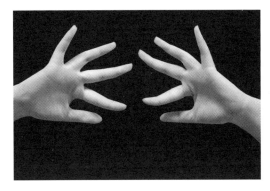

图2-9　正向轮指

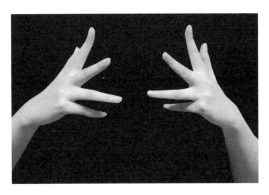

图2-10　反向轮指

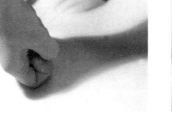

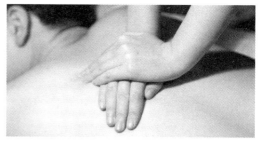

图2-11　点法　　　　　　　　　　　　　图2-12　按法

③ 摩法

用食、中、无名指指腹或手掌面附着于体表的一定部位上，以环形向某一方向有节奏地抚摸。摩法可分为指摩法和掌摩法两种（图2-13）。

【动作要领】肘关节微屈，腕部放松，做节律性的环旋运动。力度轻柔，轻重缓急适中，频率约120次/分。

【应用】适用于全身各部位，尤其是头面部保健美容。面积较大的部位用掌摩法，面部、四肢等面积较小的部位用指摩法。

④ 揉法

用手掌大鱼际或掌根或手指指腹吸定于一定部位上，作轻柔缓和的小幅度旋转。揉法可分为指揉法、大鱼际揉法和掌揉法三种（图2-14）。

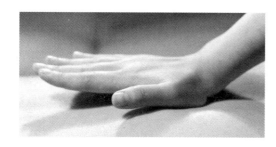

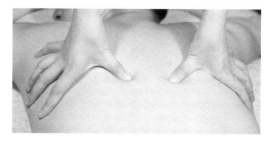

图2-13　摩法　　　　　　　　　　　　　图2-14　揉法

【动作要领】腕部放松，以肘部为支点，前臂主动摆动，带动腕和掌指作轻柔缓和的旋转。揉法力度略大于摩法，摩法作用部位一般仅在皮肤或皮下组织，而揉法作用部位可达皮下肌肉组织。揉动频率约120～180次/分，动作协调而有节奏。

【应用】适用于全身各部位。

⑤ 擦法

用指或掌或大鱼际、小鱼际着力于体表的一定部位进行来回摩擦。擦法分为指擦法、掌根擦法和鱼际擦法（图2-15）。

【动作要领】上肢放松，手指自然平伸，将手的着力部位紧贴在治疗部位上，以肘关节的屈伸活动来带动手的着力部位，在治疗部位上作直线往返摩擦运动，动作均匀连续。

【应用】适用于全身皮肤美容保健、减肥。

⑥ 抹法

用单手或双手拇指指腹或手掌的掌根紧贴皮肤，作上下、左右或弧形曲线的往复抹动。分为指抹法和掌抹法（图2-16）。

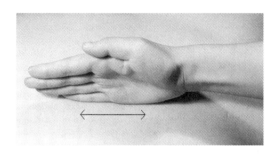
图2-15　擦法

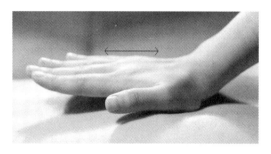
图2-16　抹法

【动作要领】抹动速度宜缓慢，力量应均衡，作用力可浅在皮肤，也可深入肌肉。操作时用力要轻而不浮，重而不滞。双手操作时施力应对称，动作要协调一致。

【应用】适用于头面部保健美容、鼍黑斑、面颈部皱纹。

⑦ 推法

用指或掌或肘部着力于一定的部位上进行单方向的直线缓慢推动，分为指推法、掌推法和肘推法（图2-17）。

【动作要领】可涂润滑油，适当用力下压，紧贴体表，以均匀、平稳的力量做缓慢推动。

【应用】适用于全身保健美容。

⑧ 拿法

用拇指和其余手指对置在所选定的部位，相对持续用力，将患部的皮肉、筋膜用力拿起来。用拇指和食指、中指操作的称为三指拿法，用拇指和其余四指操作的称为五指拿法（图2-18）。

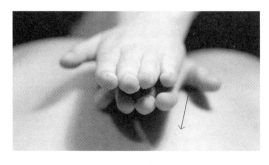

图2-17　推法

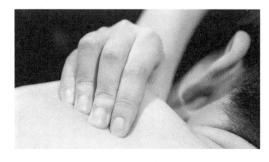
图2-18　拿法

【动作要领】手指自然伸直，腕部放松，力度由轻到重，动作柔和连贯。

【应用】适用于全身保健美容。

⑨ 捏法

用拇指和其余手指对置在所选定的部位，相对用力夹挤，并沿其分布或外形轮廓辗转前进。用拇指和食指、中指操作的称为三指捏法，用拇指和其余四指操作的称为五指捏法（图2-19）。

【动作要领】用力柔和均匀，不得扭绞皮肤。

【应用】适用于头、肩颈、四肢，用于腰背部又称捏脊法。

⑩ 搓法

用双手掌面挟住肢体，相对用力，做快速的、往返的交转揉擦（图2-20）。

【动作要领】搓动频率要快，上下移动要慢，用力柔和均匀。

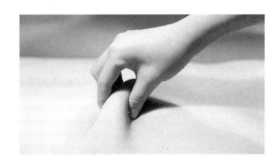

图2-19 捏法

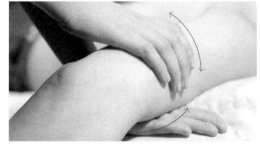

图2-20 搓法

【应用】以上肢部最为常用。

⑪ 滚法

小鱼际着力，掌指附着于患部，以前臂的摆动带动腕关节的灵活滚动（图2-21）。

【动作要领】手微曲，呈半握拳状，肘关节屈曲130°左右，小鱼际吸定皮肤滚动。

【应用】适用于肩背、腰臀等肌肉丰厚处。

⑫ 抖法

用双手握住模特的上肢或下肢的远端，用力做连续的小幅度颤动，颤动幅度小，频率高。抖法分为上下抖和左右抖（图2-22）。

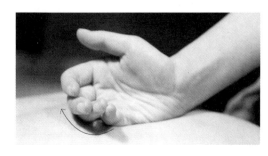

图2-21 滚法

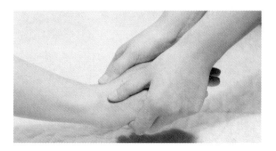

图2-22 抖法

【动作要领】肩部放松，肘关节微曲，施抖前先给顾客放松局部，操作时忌暴力拉伸，顾客躯干不能出现明显的晃动。

【应用】适用于四肢，以上肢为常用。

⑬ 弹法

用一指的指腹紧压另一指的指甲，用力弹出，连续弹击体表（图2-23）。

【动作要领】上肢放松，弹拨手指自然灵活，弹力均匀。

【应用】适用于全身各部，以头部为常用。

⑭ 捻法

用拇指和食指挟住模特手指两侧，做连续、快速地捻线状搓揉动作（图2-24）。

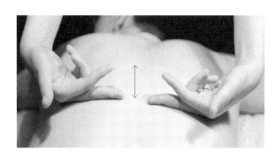

图2-23　弹法

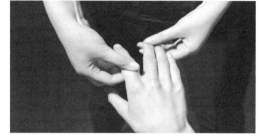

图2-24　捻法

【动作要领】搓动要快，移动要慢。

【应用】适用于手指小关节及耳垂部。

⑮ 击法

用各种不同手势在模特的一定部位上进行轻快而有节奏的敲打。用食指、中指、无名指、小指指端敲打时为指尖击法，用双手尺侧部做交替性击打时为侧击法，另有拳击法、掌根击法、小鱼际击法、合掌击法等（图2-25）。

【动作要领】用力由轻到重，垂直下落，动作快速而轻稳，不能有拖拽。

【应用】指尖击法适用于头面部，其余击法可用于全身保健美容。

⑯ 拍法

用虚掌平稳、快速、有节奏地拍打一定部位（图2-26）。

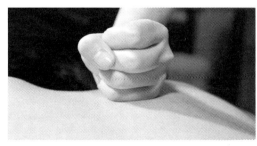

图2-25　击法

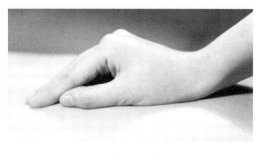

图2-26　拍法

【动作要领】手心向下，手腕放松，拍打后迅速提起，不停留。

【应用】适用于肩背、腰臀及下肢。

（2）复合手法

① 按抚法

用手指或手掌以一定力度有节奏地在皮肤表面滑行。面部、躯干部、四肢均可使用。

② 按揉法

用手指或掌根或鱼际着力于一定部位后进行有节奏地按压揉动。适用于全身各部位。

③ 拿揉法

在拿法的基础上，拇指与其余手指带有适度的旋转揉动。适用于躯干、四肢。

4.学生分组练习

① 要求规范操作推拿美容常用基本手法和复合手法，并讲解手法的操作要点和应用。教师巡视指导、检查。

② 根据练习手法，填写下列表格。

推拿手法	操作要点	应用
点法		
按法		
摩法		
揉法		
擦法		
抹法		
推法		
拿法		

续表

推拿手法	操作要点	应用
捏法		
搓法		
滚法		
抖法		
弹法		
捻法		
击法		
拍法		
按抚法		
按揉法		
拿揉法		

5. 操作练习后整理

① 帮助模特整理衣物和美体床。

② 整理按摩油等用品，并归位。

四、小结

1.评价学生操作情况

① 体位是否合理。

② 操作是否准确。

③ 模特对此项操作的心理感受。

2.操作要点提示

① 推拿力度以模特耐受为度。

② 点按到穴位时模特会有酸痛等感受。

五、思考与练习

1.讲述推拿美容的原理和作用。

2.讲述推拿美容的要求和注意事项。

3.每日练习一遍手操。

4.常练习推拿美容基本手法和复合手法，直至熟练。

技能一　面部推拿法

一、教学要求

① 掌握面部推拿美容的功效。

② 掌握面部推拿美容的基本原则和要求。

③ 熟悉面部推拿美容的注意事项。

④ 掌握面部推拿美容常用操作手法。

二、教学准备

操作者准备：实训手册、工作服、束发、修剪指甲、洗手消毒。

实验用品：美容床、枕头、床单、按摩油（膏）。

环境要求：实训室开空调。

模特准备：选取合适体位，保持平稳而持久的姿势，暴露操作部位，注意保暖（图2-27）。

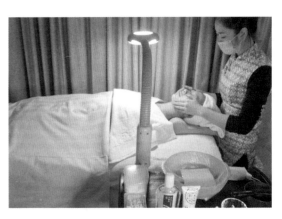

图2-27　面部推拿实训

三、教学过程

1.案例导入

袁某，女，25岁，近1个月来压力大、情绪低落，颧骨上突然发现了初起的黄褐斑（图2-28）。刻诊：斑色淡褐，成片状，平铺于脸颊部，抚之不碍手，压之不褪色。经前乳房胀痛，寐可，梦多，二便佳，顾客无其他任何自觉症状。舌淡红，苔薄白，脉弦。根据脉证，本病当属肝气郁结证。推拿治疗的主要手法是肝经推法、点按法、按揉法和面部局部的拉抹法、打圈法、捏法、擦法。治疗1个月后黄褐斑几乎全部消失。

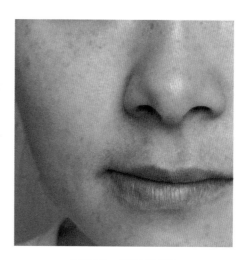

图2-28　黄褐斑案例

2.学习面部推拿美容理论

（1）面部推拿美容的功效

① 促进血液循环，增加氧气输送，帮助皮肤排泄废物和二氧化碳。

② 消除水肿，使皮肤紧实，有弹性，延缓衰老，去除和防止面部各类皮肤问题。

③ 放松神经，消除疲劳，减轻肌肉疼痛和紧张感。

（2）面部推拿美容的基本原则和要求

① 面部美容按摩的基本原则

a.按摩走向从下往上。

b.按摩走向从里向外、从中间向两边。

c.按摩方向与肌肉走向一致，与皮纹皱纹方向垂直。

d.按摩时尽量减少肌肤的位移。

② 面部美容按摩的要求

动作力度因人而异，皮肤薄、敏感或有红血丝，力度宜小。

（3）熟悉推拿美容的注意事项

① 推拿前先洁面，毛孔张开时进行推拿。

② 应给予足够的按摩膏。

③ 按摩时间为15分钟左右。

3.面部推拿美容基本手法

教师一边操作面部推拿美容基本手法，一边讲解。

（1）压前额

掌根按压额头，顺势轻轻下滑至下巴，四指提按廉泉，绕回额头部，按压额头（图2-29）。

（2）抹前额

用拇指指腹从中间分3条线向两侧分抹（图2-30）。

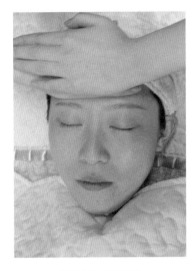

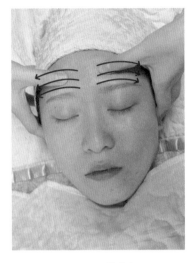

图2-29 压前额 　　　　　　　　　　　图2-30 抹前额

（3）提捏眉弓

用拇指和食指、中指对应提捏眉弓（图2-31）。

（4）点按眼周穴位

点按攒竹、鱼腰、丝竹空、瞳子髎、球后、承泣、睛明（图2-32）。

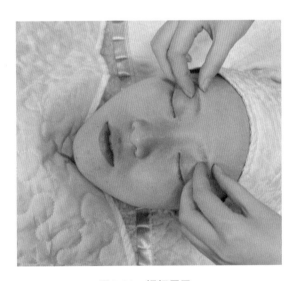

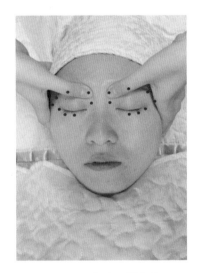

图2-31 提捏眉弓 　　　　　　　　　　图2-32 点按眼周穴位

（5）点按面部穴位

点按穴位及次序为承浆、地仓、迎香、四白、颊车、太阳、阳白、印堂等（图2-33）。

（6）抹鼻梁

四指横位由下至上拉抹鼻梁（图2-34）。

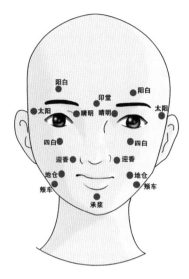

图2-33　点按面部穴位

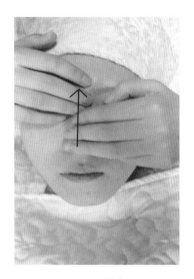

图2-34　抹鼻梁

（7）摩脸颊

摩迎香至太阳、地仓至听宫、承浆至翳风（图2-35）。

（8）脸颊轮指

双手置于脸颊两侧，先正向轮指，然后反向轮指（图2-36）。

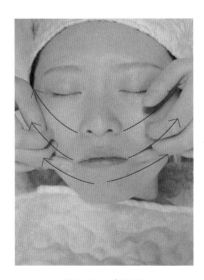

图2-35　摩脸颊

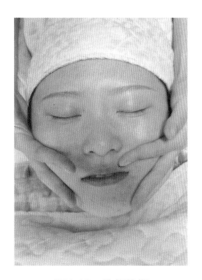

图2-36　脸颊轮指

4.学生分组练习

学生根据教师的示范进行分组练习。

5.操作练习后整理

① 整理美容床。

② 整理用品、材料。

四、小结

1.评价学生操作情况

① 操作是否准确。

② 模特对此项操作的心理感受。

2.操作要点提示

① 手法要服帖，不能飘。

② 操作准确，尤其是点穴时，务必要让模特有酸胀或重麻等感觉。

五、思考与练习

1.叙述面部推拿美容的功效、基本原则和要求、注意事项。

2.练习脸部推拿美容基本手法，直至熟练。

技能二 身体各部位推拿法

一、教学要求

① 掌握身体各部位推拿美容的作用。

② 熟练操作身体各部位美容保健推拿的常用手法。

二、教学准备

操作者准备：实训手册、工作服、束发、修剪指甲、洗手消毒。

实验用品：美体床、枕头、床单、按摩油（膏）。

环境要求：实训室开空调。

模特准备：选取合适体位，保持平稳而持久的姿势，暴露操作部位，注意保暖；对腰腹部进行推拿时，模特要先排尿。

三、教学过程

1.身体各部位美容保健推拿手法的作用和应用

头部：主治头痛、失眠、脱发、疲劳、神经衰弱。常用手法有点法、按法、摩法、揉法、抹法、推法、拿法、捏法、弹法、击法、拍法。

颈肩部：主治颈椎病、肩周炎、落枕、乳房疾病、颈肩部脂肪堆积。常用手法有点法、按法、推法、滚法、揉法、捏法、拿法、拍法。

腰背部：主治内脏功能失调、气血循环不畅、腰椎疾病、神经系统疾病。常用手法有点法、按法、推法、揉法、滚法、擦法、击法、拍法。

胸腹部：主治乳房疾病、消化系统疾病、肥胖。常用手法有点法、按法、抹法、拍法。

上肢部：主治呼吸系统疾病、上肢关节疾病、头面五官疾病。常用手法有推法、拿法、揉法、点法、按法、捏法、捻法、抖法、摇法、击法、拍法。

下肢部：主治下肢关节疾病、消化系统疾病、月经不调、生殖系统疾病。常用手法有推法、拿法、揉法、点法、按法、捻法、滚法、抖法、击法、拍法。

2.教师示范

教师示范上述各部位推拿手法，学生练习。

3.操作练习后整理

① 整理美容床。

② 整理用品、材料。

四、小结

1.评价学生操作情况

① 操作是否准确。

② 模特对此项操作的心理感受。

2.操作要点提示

① 教师教给的身体各部位应用手法较基础，学生可以在课后练习中自行组合，操作复合手法。

② 推拿没有捷径，必须勤学苦练才能提高技能。

五、职业岗位能力情景化实训

王某，女，37岁，教师。主诉为脸色发黄、晦暗1年余。

现病史：患者近1年来因为劳累、睡眠不足导致脸色发黄、晦暗，无光泽，爪甲色淡，常伴有胸闷腹胀，食欲不振，或便溏，或便秘，苔薄白，有齿痕，脉细弱（图2-37）。

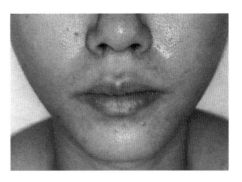

图2-37 晦暗皮肤案例

案例分析

（1）中医辨证：气血不足。

（2）治疗原则：补气健脾养血。

（3）治疗方法：

① 面部常规推拿。

② 身体推拿推荐以脾胃经为主，背部推拿中焦的肝俞、胆俞、脾俞、胃俞。

③ 操作身体推拿后记录下列表格。

推拿手法	操作部位（经络、穴位）	操作要点	作用
点法			
按法			
摩法			
揉法			
擦法			
抹法			
推法			
拿法			
捏法			

续表

推拿手法	操作部位（经络、穴位）	操作要点	作用
搓法			
滚法			
抖法			
弹法			
捻法			
击法			
拍法			
按抚法			
按揉法			
拿揉法			

六、思考与练习

课后勤加练习，熟练操作身体各部美容保健推拿的常用手法。

单元二　刮痧美容法

知识点　刮痧美容概况

一、教学要求

① 熟悉什么是"痧"，掌握刮痧美容的作用机制，理解刮痧美容的作用特点。

② 掌握刮痧美容的应用和适应证，熟悉刮痧美容的禁忌和注意事项。

③ 熟练操作刮痧美容的常用手法。

二、教学准备

操作者准备：实训手册、工作服、束发、修剪指甲、洗手消毒。

实验用品：美体床、枕头、床单、刮痧板（图2-38）、刮痧油、消毒用棉球。

环境要求：实训室开空调。

模特准备：选取合适体位，保持平稳而持久的姿势，暴露操作部位，注意保暖。

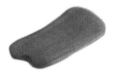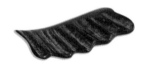

图2-38　刮痧板

三、教学过程

1. 案例导入

林某，男，22岁，学生。反复长痘3年。患者3年前无明显诱因出现面部丘疹，以前额为主，2年前内服消炎药，外用维A酸软膏，当时皮损略有减轻。近2年来逐渐增多，皮损遍及眼周、脸颊、口周，并伴发脓疱、结节，极度影响颜面部美观。刻诊：颜面皮肤油腻不适，较多红色丘疹，脓包，结节，皮损红肿疼痛，口臭，腹胀，便秘；舌质红，苔黄腻，脉滑数。

中医诊断：粉刺，胃肠湿热型。

西医诊断：寻常性痤疮（图2-39）。

治疗方法：

① 面部刮痧：皮损局部取穴刮痧，如太阳、印堂、攒竹、颧髎、迎香、颊车、大迎、承浆等或阿是穴，手法以点法、按法、扭法为主。

② 远端刮痧主要取脾经和胃经，循经络走向刮，另点刮足三里、三阴交、丰隆、阴陵泉、血海。

③ 前3次连续治疗，后来每3天治疗1次，10次为1个疗程，疗程间休息10天，2个疗程后脓疱完全消失，红色丘疹几乎不复存在。

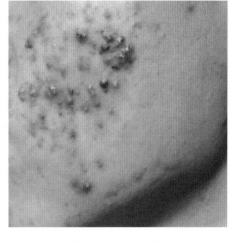

图2-39 痤疮案例

2.学习刮痧美容理论

（1）痧的概念

痧是从血液中渗透出来含有毒素的离经之血，而血管并没有损伤。痧是在刮痧板的压力之下，从血管壁中管壁最薄的微血管部位渗透出来的。刮痧疗法中的"痧"指用器具在皮肤刮拭刺激后皮肤上出现的红色如粟的"痧象"，它是许多疾病的共同症候（图2-40）。

这些"痧象"有的为红色、紫红色，有的为

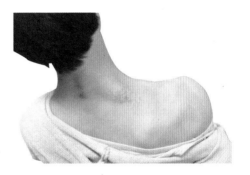

图2-40 出痧

暗黑色。完全健康的人，刮拭后不出痧；处于亚健康状态或虽自我感觉良好，但有潜伏病变的人刮拭后会出痧；患者病变部位、病情轻重、病程长短不同，刮出之痧的部位、颜色、形态亦不同，出痧的部位、颜色、范围大小与疾病的病因、病位、病性有密切的联系。

（2）刮痧美容的作用机制

① 清洁体内环境，促进血液循环和新陈代谢，活血排毒。

② 调节脏腑器官，疏通经络，提高免疫力。

（3）刮痧美容的作用特点

刮痧美容和防病治病的特点是"以通为补""以泻为补"，而不是人为地向体内补给营养物质。

现代人的损美性疾患无论是长斑长痘，还是面色不佳，均不是营养摄入不足，多数是因为营养过剩、体内毒素过多，导致为细胞输送营养的通路和细胞吸收利用营养物质的功能出现障碍所致。刮痧疗法以"疏通"的方式从根本上迅速解决面部营养缺乏、代谢产物积聚的问题。

（4）刮痧的美容应用

刮痧具有消斑除痘、抗衰养颜、防病保健的作用，可用于雀斑、鼍黑斑、粉刺、皱纹、皮肤松弛、皮肤干燥、毛孔粗大、脂溢性皮炎、皮肤晦暗或晦暗、眼袋、黑眼圈、皮肤瘙痒、肥胖、乳房发育不良、乳腺增生；其他如感冒发热、中暑、头痛、咳嗽、支气管炎、哮喘、心悸、眩晕、中风后遗症、糖尿病、失眠、多梦、鼻炎、咽喉肿痛、便秘、便溏、神经痛、落枕、颈肩腰腿痛、女子月经不调等也可适用。

（5）刮痧美容的禁忌

① 有出血倾向者，如患有血小板减少、白血病、严重贫血等病症禁用此法。

② 严重心脑血管病、肝肾功能不全者慎用此法。

③ 新鲜骨折、原因不明的肿块、恶性肿瘤禁刮。

④ 妇女月经期下腹部慎刮，妊娠期下腹部、腰骶部禁刮。

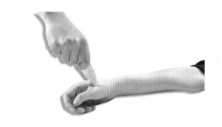

图2-41 点法

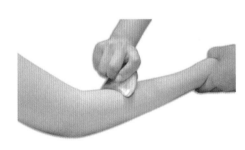

图2-42 刮法

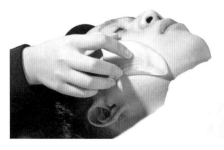

图2-43 摩法

（6）刮痧美容的注意事项

① 刮痧前涂抹刮痧油；刮痧后皮肤毛孔张开，肌肤有发热感，注意避风和保暖。

② 刮痧后饮温水一杯，半小时内不可以冷水洗脸及手足，约3小时后方可洗浴。

③ 皮肤病，如皮损处有炎症、渗液、溃烂、瘢痕不可直接刮拭病变局部，可在皮损周围刮拭。

3.刮痧美容常用手法

（1）基本手法

① 点法。用刮痧板的锐面轻轻用力，在穴位向下压（图2-41）。

② 揉法。用刮痧板的一端侧面在穴位或经络做顺时针或逆时针揉动。

③ 按法。用刮痧板的一端侧面在穴位上缓缓地用力下按。

④ 挑法。用刮痧板的锐部在穴位上先按压，再横向向上挑起。

⑤ 扭法。用刮痧板的锐部点按穴位，再行顺向或逆向转动。

⑥ 刮法。用刮痧板的侧面沿经络轻柔刮拭。以刮痧板最大的侧面来进行刮拭的，称为"面刮法"（图2-42）。

⑦ 摩法。用刮痧板的任何部位在穴位或经络上进行游弋滑动（图2-43）。

（2）复合手法

① 揉刮法。用刮痧板侧面或边缘沿经络边揉边刮动。

② 点扭法。用刮痧板一端在穴位上点按并扭动。

③ 扣动法。用两块刮痧板各取一端在面部对称部位相对轻叩。

④ 拍打法。用刮痧板平面拍打局部皮肤。

4.学生分组练习

学生练习时教师巡视指导。

5.操作练习后整理

① 帮助模特整理衣物和美体床。

② 整理按摩油、刮痧板等用品。

四、小结

1.评价学生操作情况

① 操作是否准确。

② 模特对此项操作的心理感受。

2.操作要点提示

① 刮痧过程中询问顾客感受，观察局部皮肤颜色变化，及时调节手法力度。

② 顺着一个方向刮，不要来回刮。

③ 刮痧板种类、形态不一，有玉石的，也有牛角的，有鱼形的，也有长方形、三角形等，操作者需根据刮痧部位和用途的不同进行选择。

五、思考与练习

1.叙述"痧"的定义、刮痧美容的作用机制。

2.叙述刮痧的美容应用和适应证。

3.叙述刮痧美容的禁忌和注意事项。

4.练习刮痧美容常用基本手法和复合手法，直至熟练。

技能一　面部刮痧法

一、教学要求

① 掌握面部刮痧美容的功效。

② 熟悉面部刮痧美容的注意事项。

▶ 面部刮痧 ◀

③熟练操作面部刮痧美容常用操作手法。

二、教学准备

操作者准备：实训手册、工作服、束发、修剪指甲、洗手消毒。

实验用品：美容床、枕头、床单、按摩油（膏）。

环境要求：实训室开空调。

模特准备：选取合适体位，保持平稳而持久的姿势，暴露操作部位，注意保暖。

三、教学过程

1.学习面部刮痧美容理论

（1）面部刮痧美容的功效

①促进和恢复细胞自身功能，疏通细胞营养的供应渠道。

②活血化瘀，排出代谢产物。

③收缩毛孔，紧实肌肤。

（2）面部刮痧美容的注意事项

①面部刮痧前涂抹润肤油或刮痧乳，一般每周刮1～2次。

②面部刮痧手法要求慢、柔、均、稳，刮痧时间和按压力度因人而异。

③面部用于美容的刮痧不必追求出痧，只要皮肤微微红润发热即可。

2.面部刮痧美容常用手法

① 常规洁面和涂抹刮痧乳后，沿面部肌肉走向与骨骼形态，按照由内向外、自上而下的顺序，自下而上刮拭面部额头区、眼周区、面颊区、口唇区、鼻区和下颌区（图2-44）。

② 双手持玉石刮痧板或鱼形刮痧板的锐部、以点法、按法或点扭法刺激脸部主要穴位。

③ 揉刮脸部3条线，即迎香至太阳、地仓至听宫、承浆至翳风（图2-45）。

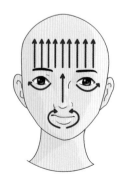

图2-44　面部刮痧步骤①

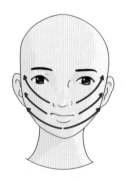

图2-45　面部刮痧步骤③

④ 以推刮法寻找脸部阳性反应点，重点刮拭。

⑤ 以摩刮法在脸颊部由下而上地摩面和刮拭（图2-46）。

⑥ 刮拭耳部（图2-47）。

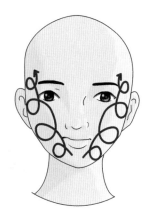

图2-46　面部刮痧步骤⑤

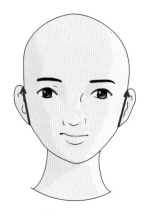

图2-47　面部刮痧步骤⑥

3.学生分组练习

4.操作练习后整理

① 整理美容床。

② 整理刮痧板、刮痧乳及其他材料。

四、小结

1.评价学生操作情况

① 操作是否准确。

② 模特对此项操作的心理感受。

2.操作要点提示

注意刮痧板与皮肤的角度，平刮时，即角度较小时，力度相对轻一些，不容易感觉到疼痛。角度大及速度快时，受者容易感到疼痛。

五、思考与练习

1.讲述面部刮痧美容的功效。

2.讲述面部刮痧美容的注意事项。

3.练习脸部刮痧美容常用手法，直至熟练。

技能二 身体各部位刮痧法

▶ 头部刮痧 ◀

一、教学要求

① 掌握头部、颈肩部、腰背部、胸部、腹部、四肢部刮痧的作用和注意事项。

② 熟练操作头部、颈肩部、腰背部、胸部、腹部、四肢部刮痧的常用手法。

二、教学准备

操作者准备：实训手册、工作服、束发、修剪指甲、洗手消毒。

实验用品：美体床、枕头、床单、刮痧板、刮痧油（乳）。

环境要求：实训室开空调。

模特准备：选取合适体位，保持平稳而持久的姿势，暴露操作部位，注意保暖。

三、教学过程

1. 身体各部位刮痧的作用、注意事项和方法

（1）头部

① 头部刮痧的作用

a. 给大脑补充氧气，有助于迅速缓解脑缺氧的各种症状，益智健脑，延缓大脑衰老。

b. 预防和治疗神经衰弱、脑供血不足、头痛、头晕、失眠、记忆力减退、高血压、脑血管疾病、神经系统疾病。

② 头部刮痧的注意事项

a. 按压力要渗透到头皮下肌肉深部。

b. 边刮边寻找阳性反应点，重点刮拭。

c. 避开头皮毛囊炎、疖肿部位。

d. 神经衰弱者白天做头部刮痧，睡前不要刮。

③ 头部刮痧方法

a. 梳头法：顺应头发的自然方向刮拭（图2-48）。

b. 经络刮拭法：按照经络循行方向刮拭，由中间向两侧依次为督脉、膀胱经、胆经、三焦经（图2-49）。

c. 头部放射法：以百会为中心向四周放射状刮拭（图2-50）。

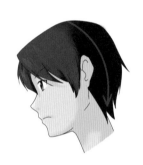

图2-48　梳头法

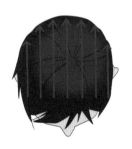

图2-49　经络刮拭法

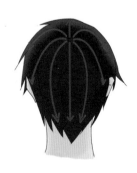

图2-50　头部放射法

（2）颈肩部

① 颈肩部刮痧的作用

治疗颈椎病、肩周炎、落枕、乳房疾病、颈肩部脂肪堆积、头晕、头痛、调节血压、咽喉肿痛。

② 颈肩部刮痧的注意事项

a.对颈前部、颈侧部、喉结两侧的人迎处刮拭时，按压力要小速度宜慢。

b.脊髓型颈椎病（表现为四肢麻木无力、走路时踩棉花感）后颈部禁刮。

③ 颈肩部刮痧方法

a.刮拭颈部督脉部位。

b.同时刮拭颈部两侧的膀胱经。

c.从风池至肩井（图2-51）。

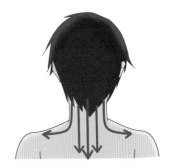

图2-51　肩颈部刮痧法

（3）腰背部

① 腰背部刮痧的作用

a.判断脊柱和脏腑的健康状况。

b.缓解胸椎、腰椎和骶椎疾病，可以调节五脏六腑、治疗感冒、劳损、心悸、食欲不振、泛酸、胃痛、泄泻、便秘、胸胁胀痛、肝郁气滞、脾胃和胰腺虚损、痛经、乳腺增生、内分泌失调、泌尿生殖系统的病症。

② 腰背部刮痧的注意事项

a.腰背部部位较长，常分段刮拭，每段约4～5寸长。分段刮拭完毕后，从上向下大面积快速连续刮拭以树立经气。

b.体质虚者，分次刮拭，不要一次将整个背部刮完。

c.刮拭时注意寻找和消除阳性反应点。

③ 腰背部刮痧的方法

a.面刮法自上而下分段刮拭督脉。

b.面刮法自上而下刮拭两侧的膀胱经。

c.以膀胱经为起点，向下斜刮肋骨缝，刮至第10肋骨下为止（图2-52）。

（4）胸部

① 胸部刮痧的作用

a.诊断心肺、肝胆、脾胃、胰腺的健康状况。

b.预防和治疗心悸、气短、胸闷、感冒、咳嗽、发热、气管炎、肺炎、乳腺增生。

② 胸部刮痧的注意事项

a.胸部乳头处禁刮。

b.胸部刮痧时用"平刮法"，刮拭速度要缓慢，以减轻

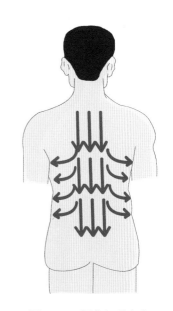

图2-52　腰背部刮痧法

疼痛。

c.胸部不可用刮痧板棱角沿两肋间隙刮拭。

③胸部刮痧的方法（图2-53）

a.从膻中至鸠尾。

b.点按云门、中府。

c.沿肋骨走向，用"平刮法"从内向外刮拭两侧胸部上方。

d.沿肋骨走向，用"平刮法"从内向外刮拭两侧乳房下的肋骨部位。

（5）腹部

①腹部刮痧的作用

疏通肝胆经、脾胃经、肾经，治疗腹胀、腹痛、腹泻、便秘等胃肠疾病和痛经、月经不调、盆腔炎等泌尿生殖系统疾病，利尿、通便、减肥。

②腹部刮痧的注意事项

a.饭后半小时方可行腹部刮痧，手法应柔和缓慢，若行减肥刮痧，按压力较大些。

b.腹痛应明确诊断后再刮痧，出现内脏出血、急腹症禁刮腹部。

c.内脏下垂者，须自下而上刮。

③腹部刮痧的方法

a.面刮法从鸠尾至曲骨（跳过肚脐）。

b.面刮法从内向外、自上而下分别刮拭肾经、胃经、脾经、肝胆经（图2-54）。内脏下垂者反方向。

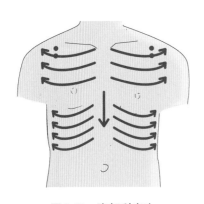

图2-53 胸部刮痧法

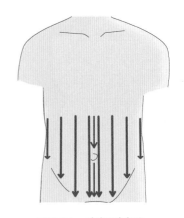

图2-54 腹部刮痧法

（6）四肢部

①四肢部刮痧的作用

a.治疗四肢关节的病变。

b.调理五脏六腑。

②四肢部刮痧的注意事项

a. 四肢一般分段刮拭，刮拭方法应顺应骨骼的形态向下方滑动刮拭，遇到骨骼凸起处，按压力要顺势减轻。

b. 四肢部刮痧方向一般都是自上而下，遇下肢静脉曲张或下肢水肿时要自下而上刮拭。

c. 关节急性炎症或膝关节腔内有积水者，局部不宜刮，可取远端穴位刮拭。

d. 四肢关节的肌腱、韧带急性损伤，不宜刮痧。

③ 四肢部刮痧的方法

上肢部：用面刮法自上向下刮拭上肢的六条经脉。一般先刮上肢内侧的手三阴经，顺序为手太阴肺经、手厥阴心包经、手少阴心经；再刮上肢外侧的手三阳经，顺序为手阳明大肠经、手少阳三焦经、手太阳小肠经（图2-55）。

下肢部：用面刮法自上向下刮拭下肢的六条经脉。一般先刮下肢外侧的足三阳经，顺序为足阳明胃经、足少阳胆经、足太阳膀胱经；再刮下肢内侧的足三阴经，顺序为足太阴脾经、足厥阴肝经、足少阴肾经（图2-56）。

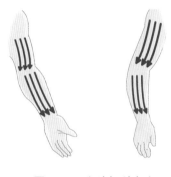

图2-55　上肢部刮痧法

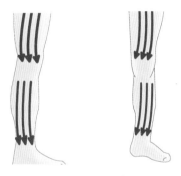

图2-56　下肢部刮痧法

2. 学生练习

学生一边练习身体各部位刮痧的操作方法，一边叙述该部位刮痧的作用和注意事项。

3. 操作练习后整理

① 整理美体床。

② 整理衣物、用品及其他材料。

四、小结

1. 评价学生操作情况

① 操作是否准确。

② 模特对此项操作的心理感受。

2. 操作要点提示

① 教师教给的身体各部位刮痧方法较基础，学生可以在课后练习中自学其他方法。

② 注意刮痧板与皮肤的角度和力度，因人而异，因部位而异。

五、职业岗位能力情景化实训

李某，女，25岁，教师。

主诉为丘疹、脓疱型痤疮半年。

现病史：患者近半年来脸颊、口周陆续不断地长丘疹和脓疱，痤疮局部瘙痒，伴食多、口臭、鼻干、口燥，喜冷饮，腹胀，便秘，舌红苔黄厚，脉滑数（图2-57）。

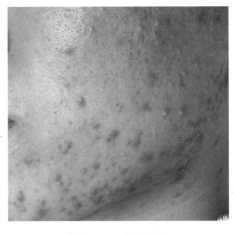

图2-57　痤疮案例

案例分析

（1）中医辨证：肺胃湿热。

（2）治疗原则：清热利湿。

（3）治疗方法：

① 面部刮痧以穴位点按法为主，待炎症消除后，可行常规面刮法等，寻找阳性反应点，并重点按揉。

② 身体各部刮痧。

背部：督脉——大椎刮至命门；奇穴——与大椎刮至命门相平行的双侧夹脊；膀胱经——双侧肺俞至胃俞。

上肢：大肠经——双侧曲池、合谷。

下肢：胃经——双侧足三里。

③ 操作后填写下表。

部位	刮痧方法	注意事项
面部		
背部：督脉		
奇穴		
膀胱经		
上肢：大肠经		
下肢：胃经		

六、思考与练习

1.讲述头部、颈肩部、腰背部、胸部、腹部、四肢部刮痧的作用和注意事项。
2.练习头部、颈肩部、腰背部、胸部、腹部、四肢部刮痧的常用手法，直至熟练。

单元三　针灸美容法

技能一　艾灸法

一、教学要求

① 规范操作艾炷灸（直接灸、间接灸）、温和灸、温针灸和温灸器灸。
② 掌握灸法的作用和适应证，熟悉灸法的种类，了解禁忌和注意事项。
③ 树立一丝不苟、严谨细致的操作态度。

二、教学准备

操作者准备：实训手册、工作服、束发、修剪指甲、洗手消毒。

实验用品：艾条、艾绒、治疗盘、镊子、清洁弯盘、消毒用酒精棉球、毫针、消毒干棉球、打火机、凡士林、生姜、大蒜、盐、温灸器、治疗碗（图2-58）。

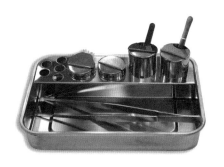 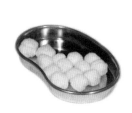 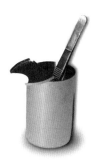

图2-58　部分艾灸用工具

环境要求：实训室开空调。

模特准备：选取合适体位，保持平稳而持久的姿势。

三、教学过程

1.学习艾灸理论

（1）艾灸的美容功效

① 案例

周某，女，21岁，手部湿疹1个月，加重1周。近1个月来，手部反复褪皮，瘙痒，表皮角化，增厚粗糙，先去医院开了抗真菌药，使用无效，改用百多邦、达克宁等，也无改善（图2-59）。后以艾条灸患处，每天1次，每次30分钟，连续3次，遂瘙痒感消失，1周后不再褪皮。

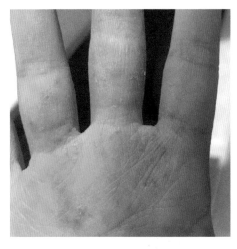

图2-59 手部湿疹案例

② 小结

美容作用：温阳散寒、补中益气、活血行气、清热止痒。

治疗范围：改善皮肤瘙痒、粗糙、湿疹、冻疮、痤疮；淡化黄褐斑、雀斑、黑眼圈、面色萎黄、苍白、晦暗、小细纹；治疗眼睑下垂、乳房下垂、乳腺增生、乳腺炎症、身体消瘦、妇科炎症、尿道炎症、月经不调等。

（2）艾绒的选择

艾条的主要原料是艾绒，艾绒的品质决定疗效。应选择质地细腻的艾绒，无渣滓，黏附性好，燃烧力强，缓缓烧着，绵延不绝。3年以上的艾绒能制作出优质的艾条。陈艾的外观颜色较新艾略微发黄，气味没有新艾浓烈。

（3）灸法禁忌

① 孕妇不可在下腹部、腰骶部施灸。月经期女性慎灸。

② 高热患者慎灸。

③ 被操作者不宜在过饥、过劳和大惊、大怒等状态下施灸。

（4）灸法注意事项

① 面部施灸时，可在眼部遮盖纱巾后再行灸法，火力不可太大。

② 施术时防止艾火烧坏衣服、被褥。灸毕须将艾条和艾柱之火彻底熄灭。

③ 行疤痕灸时需征得模特的同意。

2.灸法操作练习

教师一边操作，一边讲解。教师示范完毕后，学生练习。

（1）艾柱灸

① 直接灸：先在施术部位的皮肤上涂以少量凡士林，然后将小艾柱放置其上点燃，当艾柱燃至1/5～1/3而模特感到微有灼痛时，用镊子将艾柱夹去，更换艾柱再灸，连续灸3～5壮（图2-60）。

② 间接灸：将生姜、大蒜、附子等药物切片，厚度与形状类似于1元硬币，中间穿刺

数个小孔，置于施灸部位，艾柱置于其上施灸。当模特感到灼热难耐时，将所隔物提起，然后重新放下，以镊子夹走艾绒灰烬，再置第二壮艾柱。如此连续3壮以上，以灸处皮肤发红、不起泡为度（图2-61）。

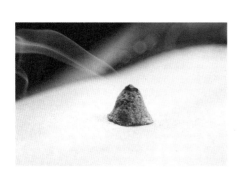

图2-60　直接灸

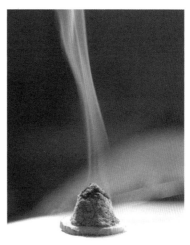

图2-61　间接灸

（2）温和灸

将艾条燃着的一端对着施灸部位进行熏烤，距离皮肤2～3厘米，以局部皮肤温热感而无灼痛为宜。每穴灸5～10分钟，以皮肤发红为度（图2-62）。

（3）温针灸

毫针刺入腧穴得气后留针，取约2厘米长艾条一段，套在针柄上，其下放置一片硬纸板。从艾条的下端点燃施灸，使热力沿针身传至穴位。待艾条烧尽后除去灰烬，起针（图2-63）。

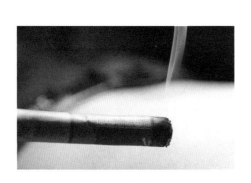

图2-62　温和灸

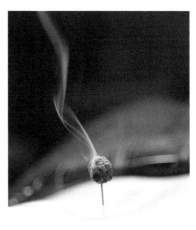

图2-63　温针灸

（4）温灸器灸

将艾绒装入温灸器的小筒，点燃，扣好温灸器的盖子，然后置于施灸部位即可。皮肤以红润为度（图2-64）。

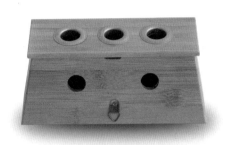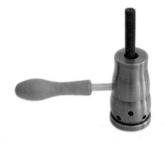

图2-64 温灸器灸

3.操作练习后整理

① 整理美体床。

② 整理清洁用品、设备、材料。

四、小结

1.评价学生操作情况

① 体位是否合理。

② 操作是否准确。

③ 施灸部位的皮肤情况。

④ 模特对此项操作的心理感受。

2.操作要点提示

① 艾灸过程中热度以模特耐受为度。

② 皮肤若发生水泡，小者可自行吸收，大者用消毒针刺穿，引流，涂以紫药水。

五、职业岗位能力情景化实训

林某，女，22岁，学生。食欲不振，饮食欠佳，时有便溏，形瘦乏力，面色萎黄，短气，舌淡苔白，脉弱（图2-65）。

（1）请学生说出中医证型和灸法治疗

中医辨证：中气不足（脾气虚）。

治疗原则：补气健脾。

治疗方法：灸足三里、中脘、三阴交、天枢。

（2）学生分组练习

① 要求规范操作灸法，并讲解所选用灸法的

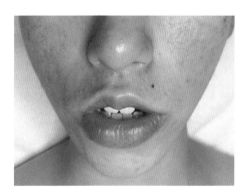

图2-65 面色萎黄案例

作用、适应证和注意事项。教师巡视指导、检查。

②根据治疗方案，填写下列表格。

穴位	归经	定位	灸法	模特感受
足三里				
中脘				
三阴交				
天枢				

六、思考与练习

1.隔姜灸、隔蒜灸、隔附子灸的作用和适应证有何不同？

2.热证可否用灸法？

3.叙述灸法的作用、适应证和灸法的种类。

4.练习艾柱灸（直接灸、间接灸）、温和灸、温针灸和温灸器灸的操作，直至熟练。

技能二　耳穴法

一、教学要求

①熟悉耳穴美容的特点和注意事项。

②学会耳穴美容的各种操作方法。

③树立一丝不苟、严谨细致的操作态度。

二、教学准备

操作者准备：实训手册、工作服、束发、修剪指甲、洗手消毒。

实验用品：耳穴模型、王不留行籽（图2-66）、耳压板、胶布、磁珠丸、消毒用酒精棉球、消毒干棉球、棉签、探棒（图2-67）。

模特准备：选取合适体位，保持平稳而持久的姿势。

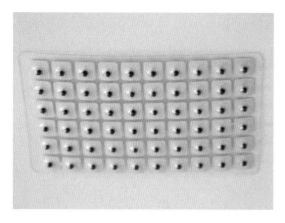

图2-66 王不留行籽

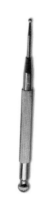

图2-67 探棒

三、教学过程

1.案例导入

张某，男，33岁，文员。身体肥胖近10年，身高162厘米，体重70千克，食欲亢进，多食易饥，口干舌燥，怕热多汗，口臭，面色偏红，小便黄，大便干，舌质红，苔黄厚，脉洪大。

经医院检查无糖尿病、高血压、高脂血症和甲状腺功能亢进等，诊断为单纯性肥胖，脾胃积热型（图2-68）。耳穴选取饥点、胃、脾、三焦、皮质下、神门，用王不留行籽贴压，每3～5天两耳交替换1次。每日餐前认真按压耳穴5分钟。该顾客配合饮食疗法，坚持10天后，体重降至66千克，舌质淡红，苔薄黄，口臭消失，大小便正常，气色佳。

2.学习耳穴理论

（1）耳廓的解剖（图2-69）

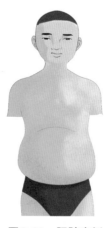

图2-68 肥胖案例

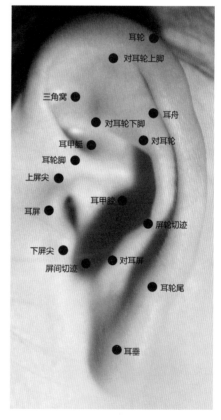

图2-69 耳廓解剖图

（2）常用美容耳穴定位与作用（图2-70、图2-71）

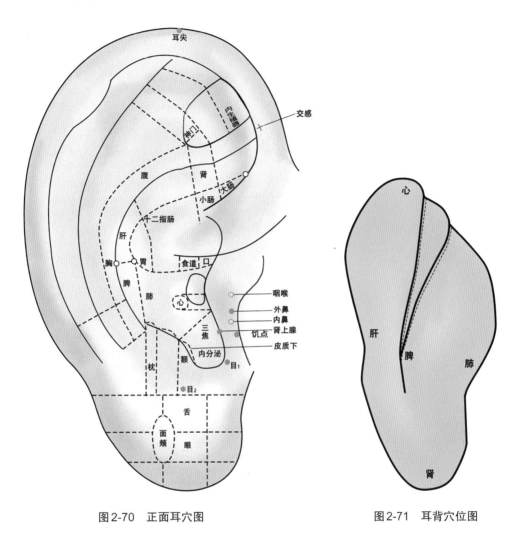

图2-70 正面耳穴图　　　　　　图2-71 耳背穴位图

① 心

【定位】在耳甲腔中心最凹陷处，可见亮反光。

【主治】面色萎黄、面部晦暗、口舌生疮、单纯疱疹、口周皮炎、失眠多梦、健忘神衰、心慌心跳、盗汗神疲、咽炎疔疮。

② 肝

【定位】在耳甲艇的外下方。

【主治】黄褐斑、指甲营养不良、悬空甲以及皮肤瘙痒症、急慢性肝炎、胆囊炎等。

③ 脾

【定位】在耳背中央部。

【主治】面色萎黄、面色不华、丰胸、乳房下垂、眼睑下垂、颜面浮肿，胞虚如球、粉刺、皱纹、肥胖、肌营养不良、消化不良、胃下垂、胃炎、子宫下垂、脂溢性脱发等。

④ 肺

【定位】在心穴的上下及外侧。

【主治】皮肤粗糙、毛发枯萎、肥胖症、痤疮、酒渣鼻、扁平疣、皮肤瘙痒、荨麻疹、色素沉积、面游风。

⑤ 肾

【定位】在对耳轮下脚下方，盆腔穴下。

【主治】面部色斑、黑眼圈、雀斑、黑变病、少年白发、斑秃、耳聋耳鸣、妇科疾患、神经衰弱、遗精早泄、肾炎、哮喘、遗尿症等。

⑥ 大肠

【定位】在耳轮脚上缘，与口相对。

【主治】便秘、痤疮、口臭、口周皮炎、酒渣鼻、腹泻、肠炎、痢疾、消化不良等。

⑦ 小肠

【定位】在耳轮脚上缘，与食道相对。

【主治】口腔溃疡、肥胖症、消瘦、面色不华、消化不良、心动过速、腹痛等。

⑧ 胃

【定位】在耳轮脚消失处。

【主治】面色无华、面容憔悴、胃炎牙痛、失眠、肥胖症、消瘦、乳房幼稚、乳房下垂、消化不良等。

⑨ 三焦

【定位】在屏间切迹上方，内鼻、内分泌、肺三穴之间。

【主治】肥胖症、浮肿、便秘、腹胀等。

⑩ 神门

【定位】在三角窝内，靠近对耳轮上脚之1/2～1/3处。

【主治】痤疮、黑眼圈、扁平疣、失眠、多梦、消炎、止痛、高血压等。

⑪ 交感

【定位】对耳轮下脚的末端与耳轮交界处。

【主治】止痛、心脏病、盗汗、胃肠痉挛等。

⑫ 肾上腺

【定位】在耳屏下部隆起的尖端。

【主治】消炎、消肿、抗过敏、抗风湿、抗休克、止咳、平喘、皮肤病、低血压、腮腺炎、过敏性皮炎、扁平疣、湿疹等。

⑬ 内分泌

【定位】耳甲腔底部屏间切迹内。

【主治】黄褐斑、痤疮、肥胖症、湿疹、风疹、痛经、脂溢性皮炎、月经不调、更年期综合征、脱发等。

⑭ 皮质下

【定位】在对耳屏的内侧面。

【主治】黄褐斑、痤疮、神经衰弱、内脏下垂、消炎退肿、止汗、抗休克、假性近视等。

⑮ 枕

【定位】对耳屏外侧面的后上方。

【主治】神经衰弱、偏头痛、哮喘、抽搐、落枕、皮肤病、止痛、消炎等。

⑯ 内生殖器（子宫）

【定位】在三角窝前1/3的凹陷处。

【主治】黄褐斑、肥胖症、痛经、月经不调、盆腔炎、子宫内膜炎、遗精、早泄、前列腺炎等。

⑰ 额

【定位】对耳屏外侧面的前下方。

【主治】额部色素沉积、皱纹、痤疮、前额头痛、神经衰弱、失眠、多梦、鼻炎等。

⑱ 外鼻

【定位】耳屏软骨前缘，与屏尖、肾上腺呈三角形。

【主治】酒渣鼻、痤疮、单纯性肥胖症、鼻疖、过敏性鼻炎、口周皮炎等。

⑲ 咽喉

【定位】耳屏内侧面上1/2处。

【主治】急慢性咽喉炎、声音嘶哑、扁桃体炎、支气管炎、支气管哮喘等。

⑳ 耳尖

【定位】耳轮顶端、将耳廓向前对折，耳廓上端的耳轮处。

【主治】发热、高血压、红眼病、麦粒肿、鱼尾纹、神经衰弱、顽固性失眠。

㉑ 目$_1$

【定位】耳垂正面、屏间切迹前下方。

【主治】假性近视、视神经萎缩。

㉒ 目$_2$

【定位】耳垂正面、屏间切迹后下方。

【主治】假性近视及各种眼疾。

㉓ 眼

【定位】耳垂正面中央部。

【主治】麦粒肿、假性近视、急性结膜炎、眼袋、上眼睑下垂、青光眼。

㉔ 面颊

【定位】耳垂正面，眼区与内耳区之间。

【主治】痤疮、黄褐斑、扁平疣、三叉神经痛、周围性面瘫、腮腺炎、脂溢性皮炎等。

㉕ 胸

【定位】对耳轮上，与屏上切迹同水平。

【主治】丰胸、乳房下垂及其他乳房疾患；胸痛、胸闷、肋间神经痛。

㉖ 腹

【定位】对耳轮上，与耳轮脚上缘同水平。

【主治】消除腹部赘肉及腹痛、腹胀、腹泻、妇科疾患。

㉗ 口

【定位】外耳道口的上缘和后缘。

【主治】口腔溃疡、口周皮炎、单纯疱疹、口疮、口周痤疮、单纯性肥胖。

㉘ 食道

【定位】耳轮脚下方外1/3处。

【主治】食道痉挛、吞咽困难、单纯性肥胖等。

㉙ 十二指肠

【定位】耳轮脚上方外1/3处。

【主治】面色萎黄、十二指肠溃疡、胆囊炎、胆石症等。

㉚ 饥点

【定位】耳屏外侧面的下1/2处。

【主治】单纯性肥胖（实性）、痤疮、过敏等。

㉛ 耳背心

【定位】耳背上部。

【主治】疖肿、口腔溃疡、红眼病、失眠、多梦、心悸、头痛、高血压等。

㉜ 耳背肺

【定位】耳背中前部。

【主治】皮肤瘙痒症、暗疮、扁平疣、哮喘、发热等。

㉝ 耳背脾

【定位】耳背中央部。

【主治】面色萎黄、身体消瘦、乳房发育不良、腹胀、腹泻、失眠、食欲不振等。

㉞ 耳背肝

【定位】耳背中部。

【主治】黄褐斑、指甲营养不良、面色不华、胸胁胀满、胆囊炎、胆石症等。

㉟ 耳背肾

【定位】耳背下部。

【主治】黄褐斑、雀斑、瑞尔黑变病、失眠、眩晕、神经衰弱、月经不调等。

（3）耳穴美容法的特点与注意事项

① 耳穴美容法的特点

a.简单易学，操作简便。

b.效果迅速，表现为消炎快、止痒快、止痛快。

② 耳穴美容法的注意事项

a.治疗前消毒，去除污物。

b.妊娠期慎用。

c.晕针者须及时拔针，让患者平卧，若条件允许，可喝一杯温水或糖水。

d.若治疗过程中出现耳廓感染，可局部涂紫药水或2.5%碘伏；严重者可用艾条灸局部。

3.耳穴美容操作方法

（1）准备工作

做好准备工作，确定耳穴位置。

① 观察耳廓：按疾病的部位，在耳廓相应部位寻找到充血、变色、丘疹、脱屑、凹陷处，即为治疗穴。

② 按压法（探测法）：揣摩顾客耳廓上的治疗穴位或阳性反应点，用棉签或探棒按压测试，以最明显压痛处作为耳穴治疗点。

③ 消毒：针刺前应严格消毒。

（2）具体操作

① 压丸法：又叫耳穴贴压法。材料一般选用王不留行籽或磁珠丸。一般用75%乙醇消毒耳廓后，将王不留行籽或磁珠丸贴敷在小方块胶布中央，然后用左手固定耳廓，右手将小方块胶布连同王不留行籽或磁珠丸贴敷于所选耳穴（图2-72）。

② 针刺法：耳廓常规消毒后，操作者左手拇指、食指固定耳廓，右手快速进针，刺入2～3分（1分＝0.1寸≈0.33厘米）即可（图2-73）。

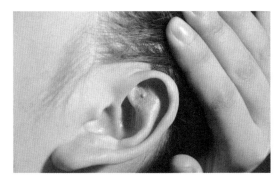
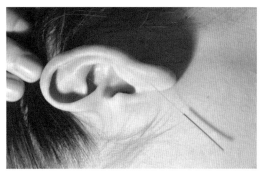

图2-72　压丸法　　　　　　　　　　　图2-73　针刺法

③ 埋针法：消毒皮肤，左手固定耳廓，右手拿镊子夹住消毒的嵌针针柄，轻轻刺入皮内约针体的2/3，用胶布固定（图2-74）。

④ 刺血法：先按摩耳廓使其充血，消毒后用三棱针或采血针以点刺法快速刺入、退出，挤压针孔周围，使其出血，直到挤不出为止（图2-75）。

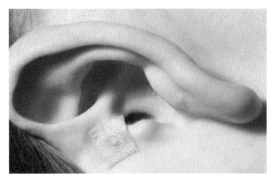

图2-74 埋针法

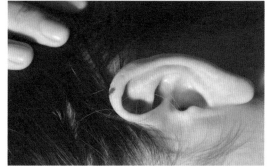

图2-75 刺血法

4.学生练习

学生练习上述4种耳穴美容方法，重点练习压丸法和刺血法，教师巡回指导。

5.操作练习后整理

① 整理美体床。

② 整理用品、材料。

四、小结

1.评价学生操作情况

① 操作是否认真细致。

② 模特对此项操作的心理感受。

2.操作要点提示

耳廓面积小，耳穴选择一定要精确。

五、职业岗位能力情景化实训

朱某，女，22岁，学生。两目周围肤色加深，呈暗褐色。伴有乏力，失眠多梦，皮肤粗糙、无光泽，腰膝酸软，五心烦热，本月月经提前10天，舌质红，脉细数（图2-76）。

（1）请学生进行耳廓诊查，并说出中医证型、治疗原则和治疗方法。

耳廓诊查：

① 可在耳廓肺区及相应部位发现暗灰色点。

② 用耳穴探测棒在肺、肾相应部位可找到敏感点。

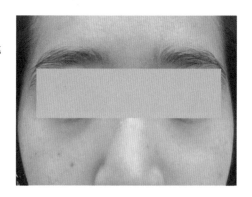

图2-76 黑眼圈案例

中医证型：肾阴虚。

治疗原则：滋阴补肾。

治疗方法：压丸法，取穴：肾、子宫、神门、内分泌、肾上腺。

（2）学生分组练习

① 要求规范操作压丸法，并讲解所选用压丸法的作用、适应证和注意事项，教师巡视指导、检查。

② 根据治疗方案，填写下列表格。

穴位	定位	主治	模特感受
肾			
子宫			
神门			
内分泌			
肾上腺			

六、思考与练习

1.叙述耳穴美容的特点和注意事项。

2.认真练习耳穴美容的各种方法，尤其是压丸法。

3.压丸法、针刺法、埋针法、刺血法同为耳穴美容的方法，它们在临床应用中各有哪些优劣之处？它们的异同在哪里？

技能三 拔罐法

一、教学要求

① 规范操作闪火法、闪罐法、气罐法、走罐法、针罐法、刺络拔罐法。

②掌握拔罐美容法的作用和适用范围，正确选择拔罐工具，了解禁忌和注意事项。

③学会通过罐斑进行诊断。

二、教学准备

操作者准备：实训手册、工作服、束发、修剪指甲、洗手消毒。

实验用品：竹罐、气罐、玻璃罐、治疗盘、镊子、清洁弯盘、75%消毒用酒精、95%点火用酒精、止血钳或夹持器、毫针、消毒干棉球、打火机、润肤油、采血针或三棱针。

环境要求：实训室开空调。

模特准备：选取合适体位，保持平稳而持久的姿势。

三、教学过程

1.案例导入

李某，女，30岁，皮肤渐渐失华少泽，面上有细小皱纹和眼袋出现，眼睑和下肢时有浮肿；伴有少气懒言，食欲不振，痰多咳嗽，便溏，舌淡红，苔白腻，有齿痕（图2-77）。

中医诊断为脾胃虚弱型衰老。

治疗原则：健脾养胃，润养肌肤。

治疗方法：

① 走罐法。取穴：背部膀胱经，操作10分钟。

② 闪罐法。取穴：中脘、神阙、天枢、血海、

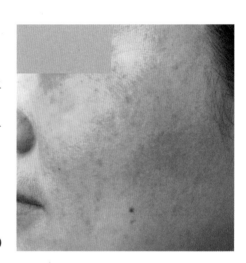

图2-77 脾虚案例

三阴交、足三里，留罐10分钟。每周2次，1月后体力与食欲好转，面色明显改善，小细纹和眼袋减轻。

2.学习拔罐美容理论

（1）拔罐美容法的作用

排毒补虚、活血行气、疏通经络、调节脏腑阴阳。

（2）拔罐美容法的适用范围

① 增强机体免疫力。

② 养颜抗衰，防皱除皱，改善皮肤粗糙。

③ 活血化瘀，祛痰湿，消除、淡化色斑，减肥或增重，治疗乳腺增生等。

④ 清热泻火，预防和消除暗疮、粉刺、美目、明目。

⑤ 消除风寒湿痹，改善类风湿性关节炎、痛风，以及肩周炎、落枕、网球肘等。

（3）拔罐工具的选择

① 竹罐。用坚固无损的竹子制成大小不同的竹管，一端留节作底，另一端作罐口，

用刀刮去青皮和内膜，用砂纸磨光罐口，制成圆筒。竹罐制作简易，质地轻巧，不易摔碎（图2-78）。

②陶罐。用陶土烧制而成，大小不一，罐口光整，肚大而圆，状如腰鼓。它重量较大，易碎（图2-79）。

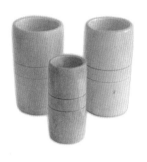

图2-78　竹罐

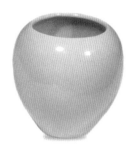

图2-79　陶罐

③玻璃罐。用玻璃加工而成，其形如球，罐口光滑，也可用其他玻璃瓶如罐头瓶代替。因其透明，所以在使用时可以观察所拔部位皮肤充血、瘀血程度，便于随时掌握情况。缺点也是易碎（图2-80）。

④抽气罐。一种现代的拔罐工具，一般用透明塑料制成，尾端加置活塞，便于抽气。它使用方便，吸附力强，便于掌握吸附力度，较安全，不易破碎（图2-81）。

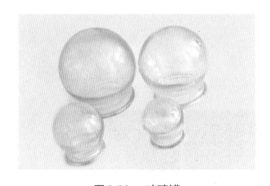

图2-80　玻璃罐

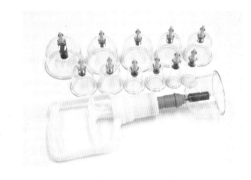

图2-81　抽气罐

（4）拔罐美容法对罐斑的认识

①拔罐后，无明显罐斑，则表明被操作者无病。

②拔罐后在罐斑上出现少许水珠、水汽或在罐壁上挂有少许水珠者，一般表示患者体内多有湿气，或感受湿邪。水色偏黄或浑浊者属湿热；水色清或稀薄者属寒湿。

③拔罐后罐斑呈点、片状鲜血红，多为表证。

④拔罐后罐斑皮肤颜色变化不大或略见微发红或皮色发白，皮肤瘙痒者，体内多有风邪。

⑤拔罐后罐斑颜色发白或斑色淡，表面平坦，表明体内气血不足，为虚证。

⑥ 拔罐后罐斑颜色鲜艳并伴有身体发热，则体内燥热，多为实证。

⑦ 拔罐后罐斑紫红或黑红色，触之微痛，伴有身体发热者，则体内多有热毒；如身体不发热，则体内多有瘀血，多为旧病，病程较长。

⑧ 拔罐后罐斑不明显，触之皮肤偏凉者，体内多虚寒。

（5）拔罐美容法的禁忌

① 对高热抽搐、心脏病、精神病发作者，不宜拔罐。

② 对毛细血管壁薄、脆，易出血者，不宜拔罐。

③ 对孕妇的腰骶部和腹部，以及女性月经期不宜拔罐。

④ 皮肤过敏、大面积溃疡破损处不可拔罐。

⑤ 对皮下有不明肿物及骨折部位不宜拔罐。

（6）拔罐美容法的注意事项

① 对于过饥、过饱、过劳或酒后者，以及体质特别虚弱者，暂不予拔罐。

② 根据所拔部位面积大小而选择大小口径适宜的罐。

③ 拔罐部位的选择上应避开痣、疣、瘢痕疙瘩。

④ 拔罐手法应轻盈、迅速，使罐吸附有力。

⑤ 点火时，酒精不宜过多，不要烧烫罐口，更不要将酒精滴到罐口，以免烫伤皮肤。

3.拔罐美容操作方法

（1）选择火罐

根据不同部位选择不同大小、不同种类的火罐，并检查罐口边缘是否光滑。

（2）选择拔罐法

① 闪火法：用止血钳或持针器夹持干棉球蘸95%酒精，点燃后在罐内停留1～2秒，迅速取出，并将罐快速扣在应拔部位（图2-82）。此法最为常用。

② 闪罐法：将罐拔住后立即起下，如此反复多次，直至皮肤潮红、充血，一般片刻后即可恢复正常。适用于小儿和面部拔罐。

③ 气罐法：先将抽气罐的瓶底紧扣在穴位上，用抽气筒通过橡皮塞抽出罐内空气，使其产生负压，即能吸住。此法较为安全（图2-83）。

④ 走罐法：拔罐时先在所拔部位的皮肤上涂一层复方精油或凡士林等润滑剂，再将

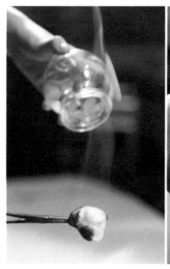
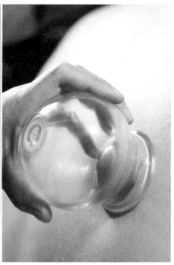

图2-82 闪火法

罐拔住。操作者右手握住罐子，向上、下或左、右往返推动。此法适用于面积较大、肌肉丰厚的部位（图2-84）。

⑤ 针罐法：在针刺留针时，将罐拔在以针为中心的部位上，5～10分钟后将罐拔下，然后起针。此法能起到针罐配合的作用（图2-85）。

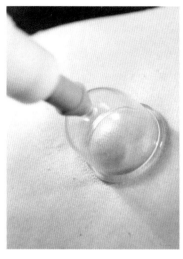
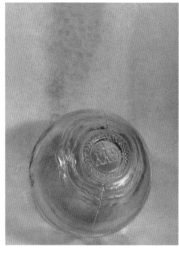
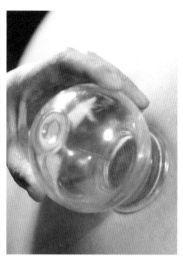

图2-83　气罐法　　　　　　　图2-84　走罐法　　　　　　　图2-85　针罐法

⑥ 刺络拔罐法：消毒皮肤后，用三棱针或采血针点刺穴位，再将火罐吸拔于点刺的部位，使之出血。此法兼具拔罐和刺血的双重功效（图2-86）。

（3）留罐

留罐时间一般5～10分钟，最长不超过15分钟，不宜过长，否则皮肤易起水泡。

（4）观察

观察罐斑、顾客反应和火罐吸附情况。

（5）起罐

一手拿住罐体，另一手的手指按压罐口皮肤，待空气进入罐内即可起罐（图2-87）。

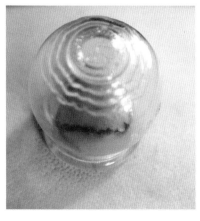
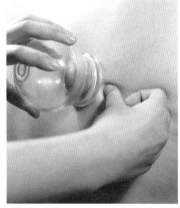

图2-86　刺络拔罐法　　　　　　　图2-87　起罐

4.学生操作练习

教师巡回指导，提醒学生正确操作，以及操作的安全性。

5.操作练习后整理

① 清洗罐，整理美体床、工具、材料。

② 检查有无残留火源，及时掐灭，以免点燃物品，引起火灾。

四、小结

1.评价学生操作情况

① 操作是否准确、熟练。

② 局部吸附力和罐斑诊断。

③ 模特对此项操作的满意度。

2.操作要点提示

① 操作闪火法时，切勿将罐口烧热，或有燃烧着的酒精滴落，以免烫伤皮肤或点燃衣物和美体床。

② 皮肤若发生水泡，小者可自行吸收，大者用消毒针刺穿，将水引流出来，再涂紫药水。

③ 起罐时不可硬拔。

五、职业岗位能力情景化实训

林某，男，38岁，"将军肚"明显，即腹型肥胖，其腹部膨大隆起，呈半球状，腹围120厘米，身高170厘米，体重90千克。平时少运动，饭后不活动，爱看电视，喜饮啤酒、饮料，食肉多。同时，常自觉形寒肢冷，腰膝酸软，肢体沉重，舌胖大，苔白（图2-88）。

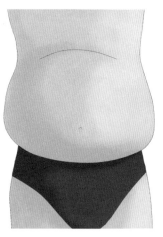

图2-88 "将军肚"案例

（1）请学生说出中医证型和拔罐法治疗

中医辨证：肾阳不足。

治疗原则：温阳补肾，利水消脂。

治疗方法：

① 闪火法，取穴：腰阳关、命门、肾俞、大肠俞、天枢、大横、带脉、腹部阿是穴。

② 闪罐法，取穴：神阙。

③ 走罐法，取穴：中脘—水分、气海—曲骨。

（2）学生分组练习

① 要求规范操作拔罐疗法，并讲解所选用穴位的作用、适应证，教师巡视指导、检查。

② 根据治疗方案及操作过程，填写下列表格。

穴位	归经与定位	拔罐法	罐斑辨证	模特感受
腰阳关				
命门				
肾俞				
大肠俞				
天枢				
大横				
带脉				
腹部阿是穴				
神阙				
中脘—水分				
气海—曲骨				

六、思考与练习

1.练习闪火法、闪罐法、气罐法、走罐法、针罐法、刺络拔罐法的操作，直至熟练。

2.叙述拔罐美容法的作用、适用范围。

3.叙述你对罐斑的认识。

技能四 刺络法

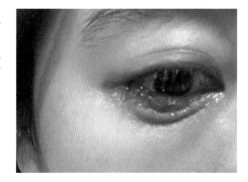
▶ 刺络法 ◀

一、教学要求

① 掌握刺络美容法的作用和治疗范围。

② 熟练操作刺络美容手法。

③ 熟悉刺络美容法的禁忌和注意事项，了解刺络美容的出血量和时间。

④ 树立谨慎、严肃的操作态度，强化无菌操作的理念。

二、教学准备

操作者准备：实训手册、工作服、束发、修剪指甲、洗手消毒。

实验用品：三棱针、采血针、毫针、95%和75%酒精溶液、止血钳或夹持器、打火机、止血带、治疗盘、清洁弯盘、消毒用酒精棉球。

环境要求：实训室开空调。

模特准备：选取合适体位，保持平稳而持久的姿势。

三、教学过程

1.案例导入

周某，女，21岁，学生。初起感觉眼睑部位发痒，继而在眼睑局部出现红肿、硬结，灼痛感，时愈时发。平日心烦易怒，好食辛辣食物，大便干结，舌红，苔黄腻，脉滑数。

西医诊断：麦粒肿。

中医诊断：针眼，脾胃湿热型（图2-89）。

采用刺络法治疗：

① 商阳、耳尖穴点刺放血；

② 合谷、曲池、大椎穴刺络拔罐。

图2-89 麦粒肿案例

如此每日治疗1次，连续3次，3日后，眼睑局部的红肿、硬结基本消失，不复有瘙痒和灼痛感。

2.学习刺络法理论

（1）刺络美容法的作用

开窍醒神；泻热排毒；活血祛瘀；散结消肿。

（2）刺络美容法的治疗范围

① 烦躁、神昏、谵语、心绪不宁、中风、中暑、癫痫。

② 毛囊炎、脓疱疮、疖、痈、疔、腮腺炎、咽喉肿痛、口舌生疮、粉刺、酒渣鼻、银屑病、湿疹、斑秃、皮肤瘙痒、荨麻疹。

③ 毛孔粗大、皮肤肥厚粗糙、硬皮病、结节性红斑、脉管炎、瘢痕疙瘩。

④ 乳痈、脚扭伤、水肿、多形红斑、淋巴结核、手指麻木。

⑤ 慢性疲劳综合征。

（3）刺络美容法的工具选择

① 三棱针。又名"锋针"，古代"九针"之一。由不锈钢制成，长1.6寸（约6厘米），针身呈圆柱体，枕头呈锋利的三棱锥形，是刺络放血的主要工具（图2-90）。

② 采血针。用于采血的针，可置于测血糖仪前端。这种针较三棱针小，针体小且短，不锈钢针头长约1厘米，针柄为塑料制成。点刺时疼痛感低于三棱针法，也较安全（图2-91）。

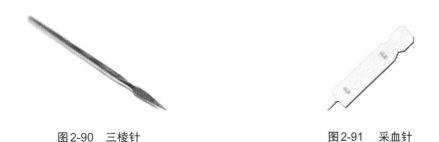

图2-90　三棱针　　　　　　　　　　　　　图2-91　采血针

③ 毫针。即针灸使用的毫针，一般多选用1寸（约3.33厘米）毫针。常用于小儿及体弱之人（图2-92）。

④ 玻璃罐。用于刺络拔罐法。在刺络后拔上玻璃罐，可以利用其产生的负压，令血溢出更多，从而达到治疗目的。

⑤ 止血带。橡胶制成的止血带长约2尺（约66.67厘米）左右，多用于缓刺法。操作时将止血带结扎在刺络部位上端（近心端），令静脉怒张，便于放血。止血带常在肘窝、腘窝处使用（图2-93）。

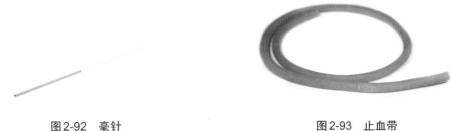

图2-92　毫针　　　　　　　　　　　　　图2-93　止血带

（4）刺络美容的出血量和时间

出血量少则1滴，多则近百毫升不等，如何确定出血量呢？一般而言，病情较浅、病程较短、体质较虚者，出血量少；反之，病情重、病程长、体质壮者，出血量大。四肢末端的穴位放血量少，肘窝、腘窝处放血量大。

刺络美容时间的间隔根据患者病情和出血量而定。病情较重或急性病患者可每日 1 次，连续 3 次，病情好转后可改为每 3 日 1 次。慢性病患者可每周治疗 1 ~ 2 次。出血量少者可每日或隔日 1 次，出血量多者可 1 ~ 2 周 1 次。

（5）刺络美容法的禁忌

①久病体弱、贫血、低血压者慎刺。

②过饥、过饱、大醉、大汗、大怒、过度疲劳者禁刺。

③孕妇和经期女性慎刺。

④禁刺动脉部位和血管瘤。

⑤凝血功能障碍者禁刺。

（6）刺络美容法的注意事项

①严格消毒。

②合理选择工具，如婴幼儿宜使用毫针；针具应完好，针尖坚韧锋利。

③刺络手法应轻、快、浅、准。

④掌握好放血量。

3.刺络美容的操作方法

教师一边操作，一边讲解。

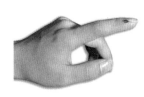

图 2-94　点刺法

（1）点刺法　亦称速刺法，首先局部常规消毒，操作者左手拇、食、中三指捏紧受术部位，右手持三棱针迅速刺入皮下半分深左右，并随即退针，然后捏挤局部，使之出血少许，并用消毒棉球按压针孔。这种方法最常用，多用于刺十宣、十二井穴以及面部腧穴（图 2-94）。

（2）缓刺法　亦称泻血法，首先将受术部位的静脉上下推按，并用止血带结扎于施术部位近心端，令静脉怒张，然后局部常规消毒。针刺时，操作者左手拇指按压在放血部位的下端，右手将三棱针徐徐刺入怒张的静脉，刺入约半分至一分深，随即将针缓缓退出，血即流出。待血色由黑变红时，可将止血带解开，并用消毒干棉球按压针孔止血。这种方法适用于浅表静脉放血，多用于肘窝、腘窝处（图 2-95）。

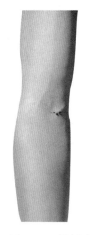

图 2-95　缓刺法

（3）挑刺法　操作前，操作者首先要在模特背部寻找与病变对应的"痣点"，痣点的特点多为丘疹状，稍高于表皮，针帽大小或米粒、芝麻大小，多为灰白色、浅红色、棕褐色，压之不褪色。然后局部常规消毒，左手将痣点的皮肉捏起，右手将三棱针横向刺入，并用针尖挑之，刺破局部皮肤或细小静脉，使少量血液或黏液流出，再用无毒干棉球按压，贴敷创可贴即可。这种方法多用于头面、胸腹及背部肌肉浅薄部位（图2-96）。

（4）围刺法　亦称散刺法，操作时操作者用三棱针对受术部位周围进行点刺。点刺时要由病变外周环形向中心点刺，以达到排除恶血和水肿的目的。多配合拔罐应用，可尽快使血毒外泻。这种方法多用于局部淤血、血肿、水肿、脚扭伤等（图2-97）。

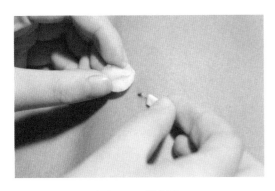

图2-96　挑刺法

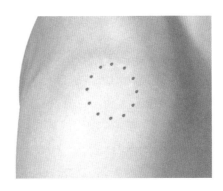

图2-97　围刺法

4.学生练习

学生根据教师的示范进行练习。

5.操作练习后整理

① 整理美体床。

② 整理三棱针等用品、材料。

四、小结

1.评价学生操作情况

① 操作的准确度和熟练程度。

② 模特对此项操作的心理感受。

2.操作要点提示

① 点刺部位要充分充血，否则不易刺出血。

② 出血停止后用消毒干棉球按压。

五、职业岗位能力情景化实训

程某，男，22岁，学生。鼻头皮肤发红，持久不消，有弥漫性红斑，上有红血丝，毛孔粗大，皮肤油腻，时发小丘疹或脓疱，遇热后更甚。伴有口干口臭，喜冷饮，消谷善饥，大便干，小便黄，舌红，苔黄腻，脉数（图2-98）。

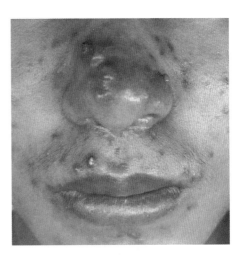

图2-98　酒渣鼻案例

（1）请学生说出中医证型、治疗原则和刺络美容治疗方法

中医辨证：肺胃壅热型酒渣鼻。

治疗原则：清热祛湿，凉血通络。

治疗方法：

① 点刺法，取穴：素髎、耳穴中的外鼻和面颊。

② 刺络拔罐法，取穴：大椎、膈俞、胃俞。

③ 挑刺：胸椎两侧反应点。

（2）学生分组练习

① 要求规范操作刺络美容疗法，并讲解所选用穴位的归经、定位、作用，刺络操作方法和注意事项，教师巡视指导、检查。

② 根据治疗方案，填写下列表格。

穴位	归经	定位	作用	刺络操作方法	模特感受
素髎					
外鼻	耳穴				
面颊	耳穴				
大椎					
膈俞					
胃俞					
胸椎两侧反应点					

六、思考与练习

1.叙述刺络美容法的作用和治疗范围。

2.练习刺络美容各项操作手法，直至熟练。

3.叙述刺络美容法的禁忌和注意事项。

4.谈谈你对刺络法补虚作用的理解。

技能五　皮肤针法

一、教学要求

① 掌握皮肤针法的作用和适应证。

② 了解禁忌和注意事项，能够对晕针等意外情况做出处理。

③ 学会皮肤针操作手法。

④ 树立一丝不苟、严谨细致的操作态度，强化术前消毒的理念。

二、教学准备

操作者准备：实训手册，工作服，束发，修剪指甲，洗手消毒。

实验用品：皮肤针（图2-99）、75%酒精溶液、治疗盘、清洁弯盘、消毒用酒精棉球、消毒干棉球、猪皮。

环境要求：实训室开空调。

模特准备：选取合适体位，保持平稳而持久的姿势。

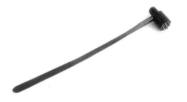

图2-99　皮肤针

三、教学过程

1.案例导入

何某，男，22岁，头部小块脱发半年。近半年来由于和家人闹别扭，心情一直不好，前几个月开始一小块一小块地掉头发。掉头发的面积都不大，大多在头顶，有些地方掉了又长出新的，可新长的头发又会

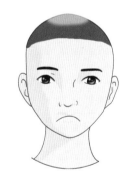

图2-100　斑秃案例

掉（图2-100）。使用一些西药治疗，无明显疗效。遂到针灸科治疗，将脱发部位与梅花针消毒后，用手握住针柄后端，食指压在针柄上，针尖对准叩刺部位，垂直叩打皮肤，力度均匀，扣至患处轻微出血，隔日1次，15次为1个疗程。斑秃处开始渐渐生毛发。

2.学习皮肤针理论

（1）皮肤针的美容作用

祛风通络；活血化瘀；行气通阳；泻热止痛。

（2）皮肤针的治疗范围

适用范围广，对内、外、妇、儿、五官、皮肤各科病症均有较好疗效。如内科的头痛、腹痛、胃脘痛、高血压等；外科的淋巴结炎、尿潴留等；妇科的月经病、功能性子宫出血；儿科的消化不良、小儿麻痹症等；五官科的鼻炎、牙痛、麦粒肿、神经性耳聋等；皮肤科的脱发、痤疮、神经性皮炎、丹毒、皮肤瘙痒症等。

（3）皮肤针法禁忌

① 凡是外伤、难产、急腹症、急性出血、高热、传染病、心脏病、癌症等病人禁止施针。

② 叩刺后容易引起出血的疾病禁止施针，如血友病、血小板减少性紫癜等。

③ 各种骨折，忌在患处叩刺。

④ 妇女怀孕期应慎用。

（4）皮肤针法注意事项

① 术前让患者休息10分钟，消除紧张，放松肌肉，方可施针。

② 施治时，刺激部位和面积不宜过多、过大。局部皮肤有溃疡、外伤者，不宜使用皮肤针。

③ 施术前应常规消毒应刺部位的皮肤和针具，以防感染。同时要检查针具的针尖必须平齐、无弯钩、无锈蚀。

④ 初次接受皮肤针的患者，宜用轻刺法，逐渐加重。施治时，要关心患者，严肃认真小心操作，切忌麻痹大意，并随时询问其感觉。

⑤ 叩刺如有渗血，先用75%酒精擦拭干净，再用干棉球按压片刻，避免血肿。

（5）异常反应的处理

① 若因刺激过强或患者恐惧紧张等引起的晕针，应立刻停止叩刺，保持冷静，使患者平躺，或喝些热开水。

② 如发生头痛、失眠、食欲减退等状况，注意刺激间隔不要过密，避免手法过强及刺激部位过多。

③ 叩刺部位出现局部血肿，可先作冷敷止血，再做热敷促进局部瘀血消散吸收。

3. 皮肤针法操作

（1）叩刺方法的持针方法

① 压击法。拇指和中指、无名指撑住针柄，针柄末端靠在手掌后部，食指压在针柄上。压击时手腕活动，食指加压，刺激的强度在于食指的压力，适合于硬柄针（图2-101）。

② 敲击法。拇指和食指捏住针柄的末端，上下颤动针头，利用针柄的弹性敲击皮肤，刺激的轻重应根据针头的重量和针柄的弹力，靠颤动的力量来掌握，适合于弹性针柄（图2-102）。

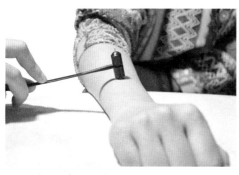

图2-101　压击法　　　　　　　　　　图2-102　敲击法

将针固定好后，再灵活、适当地运用手腕的弹力和冲力进行叩刺。叩刺时，落针要准、要稳，针尖与皮肤呈垂直接触，提针要快，拔出要有短促清脆的"哒哒"声。将针反复提落，连续不断地、有节奏地进行叩刺。

根据患者体质、病情、年龄、叩打部位的不同，有弱、中、强三种强度。叩刺部位须准确，每叩刺一针之间的距离约在0.3～1.0厘米之间。一般每日叩刺1次，连续治疗7～10日为1个疗程，如系慢性顽固性疾病，可持续多治疗几个疗程，疗程之间可间隔3～5日。

（2）弹针方法

根据叩刺的弹力程度，一般分为以下几种针法。

① 轻刺法：用皮肤针在应刺部位进行轻微的叩打，使模特感到微痛。

② 重刺法：叩打力度较"轻刺法"稍重，刺激时有明显的疼痛，有时可见肌肉收缩，以模特能忍受为度。

③ 强刺法：疼痛较明显，模特几乎不能忍受，有出汗现象。多用于感觉迟钝的患者，或急救用，如休克、昏迷、癫痫发作等。

④ 平刺法：不用叩打，而是用针尖轻轻地在皮肤上反复滑行刺激，适用于对针刺很敏感的模特。

4.学生练习

指导学生在猪皮上练习压击法和敲击法，若没有猪皮就在自己或同学的皮肤上进行练习。

5.操作练习后整理

① 整理美体床。

② 整理皮肤针、猪皮等用品及材料。

四、小结

1.评价学生操作情况

① 操作是否准确。

② 观察皮肤针所刺激部位的皮肤情况。

③ 模特对此项操作的心理感受。

2.操作要点提示

① 皮肤针叩刺过程中轻重程度以模特耐受为度。

② 皮肤若发生瘀血，小者可自行吸收，大者用消毒干棉球按压，涂以碘伏消毒，纱布包扎。

五、职业岗位能力情景化实训

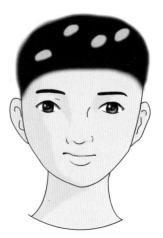

马某，女，30岁，教师。头部突然脱发，常有精神紧张、情绪不好等诱因，脱发块数、形状不一，局部皮肤光滑，日久不长新发，腰酸，步履乏力，尿频，有遗尿，自汗，舌淡苔薄白，脉沉细（图2-103）。

（1）请学生说出中医证型、治疗原则和皮肤针治疗方法

中医辨证：肾气亏虚型脱发。

治疗原则：补肾益气。

治疗方法：扣刺涌泉、气海、太溪、百会。

图2-103 脱发案例

（2）学生分组练习

① 要求规范操作皮肤针疗法，并讲解所选用皮肤针疗法的作用、适应证和注意事项，教师巡视指导、检查。

② 根据治疗方案，填写下列表格。

穴位	归经	定位	皮肤针操作方法	模特感受
涌泉				
气海				
太溪				
百会				

六、思考与练习

1.轻刺法、重刺法、强刺法、平刺法和放血刺法在操作上有何不同？

2.对于皮肤针治疗后的晕针和血肿应该如何处理？

3.叙述皮肤针疗法的作用和适应证。

4.练习皮肤针各项操作手法。

技能六　毫针法

一、教学要求

① 熟练进行消毒、进针、行针、起针等操作，并能够对晕针等意外情况做出处理。

② 了解针刺美容的作用原理，熟悉针刺美容的注意事项。

③ 树立认真、细致的操作态度，强化术前消毒的理念。

二、教学准备

操作者准备：实训手册、工作服、束发、修剪指甲、洗手消毒。

实验用品：1寸和1.5寸毫针（图2-104）、美容针、75%酒精溶液、治疗盘、清洁弯盘、消毒用酒精棉球、消毒干棉球。

环境要求：室内开空调保暖。

模特准备：选取合适体位，保持平稳而持久的姿势。

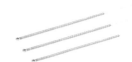

图2-104　毫针

三、教学过程

1.案例导入

詹某，女，32岁，患者2年前颧部出现淡褐色斑点，未予重视，近半年来逐渐成片，色转深，目前患者色斑以面颊部为主，局部皮肤的发红、敏感，兼有情志抑郁，胸胁胀满，少寐多梦，面部烘热，月经不调，舌尖边瘀点，舌红苔薄，脉弦细。诊断为黄褐斑，中医病名：黧黑斑，肝郁气滞型，治宜疏肝理气，养阴活血消斑（图2-105）。

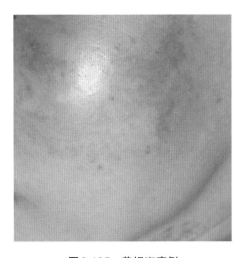

图2-105　黄褐斑案例

治疗：主穴取三阴交、足三里、气海、血海、太冲，配穴取阴陵泉、行间、肝俞、太溪、肾俞。每次选2～5个穴，用平补平泻法，留针25分钟。病变局部用美容针围刺。疗程前7日，1日1次，以后隔日1次，1个月后每周治疗2次，3个月1个疗程。针刺第1周斑点较明显淡化，局部皮肤的发红、表皮薄弱也明显改善，1个月后斑块已散成点状，2个月后褐斑已基本消失。

2.学习针刺美容理论

（1）针刺美容的作用原理

① 提高机体免疫力。

② 调节血液，扩血管，增加血流量。

③ 调节内分泌。

（2）针刺美容的应急处理

① 滞针

表现：操作者在运针时，感到针下十分沉重和紧涩，提插、捻转和进退都非常困难，即为滞针。

原因：a.由于操作者进针时用力过猛，模特因疼痛，精神过于紧张，造成肌肉痉挛。

　　　b.由于操作者将针向同一方向捻转，导致肌纤维缠住针身。

处理：a.模特精神紧张时，可延长留针时间，以缓解紧张状态；或用手指在该穴位附近轻轻循按或叩打；亦可在该穴位附近再刺一针，以宣散气血。

　　　b.肌纤维缠针，可向相反方向将针退转，并左右轻捻，使之松懈。

② 弯针

表现：操作者在留针过程中，发现针柄忽然变更原刺入之角度而不能捻转；或针刺时指力不均，用力过猛，使得针身弯曲。

原因：a.操作者进针时力量较大，而模特肌肉痉挛，或操作者指力不均造成。

　　　b.进针后，模特移动体位造成。

处理：a.针体弯曲较小时，可以慢慢将针退出。

　　　b.针体弯曲较大时，可轻轻摇动针柄，顺着弯曲的方向将针退出。

　　　c.如因体位移动造成的，应帮助模特慢慢将体位恢复原状，再以左手的中指和食指压住针体上下肌肉，右手持针柄，两手一压一拔，将针轻轻退出。如果针体不慎折断于模特体内，应手术取出残留针体。

③ 晕针

表现：在施针过程中，模特突然面色苍白，冷汗淋漓，四肢发冷，心慌恶心，头晕胸闷，甚至昏昏欲倒，二便失禁等。

原因：a.模特体质弱，或患有血压低、神经衰弱等症。

　　　b.模特神经紧张、心理压力太大。

c.模特过于饥饿，或过于劳累。

d.操作者施术手法太重。

处理：a.立即停止施针，将针全部拔出，让模特缓缓躺下，头部稍低；有条件者，可在休息片刻后，令其饮用白糖水或温水一杯。

b.严重者可针刺人中、合谷、足三里、少商、中冲等穴，也可温灸百会穴。

④ 血肿

表现：出针后，在针孔处皮肤呈青紫色血肿，而且伴有酸痛和不舒服。

原因：由于操作者刺伤皮下微血管导致。

处理：a.可先用热毛巾敷，再辅以轻柔按摩。

b.不严重者可自行消退。

（3）针刺美容的注意事项

① 冬天注意室内温度，避免顾客感冒。

② 大饥、大渴、大醉、大饱后不可针灸；过度疲劳或情绪不稳定时不可针灸。

③ 长途跋涉或气候炎热时，应稍事休息后再针灸。

④ 对于初次受针者，应安慰其情绪，尽量减少取穴。

⑤ 孕妇慎针。

3.针刺美容法操作

教师一边操作，一边讲解。

（1）针具的选择

现代常用针具为毫针，有长度为0.5寸的细小的美容针，也有长度为0.5寸、1寸、1.5寸、2寸、2.5寸、3寸的粗于美容针的毫针，各厂家的针具粗细略有不同，一般针身直径约为0.20～0.30厘米。美容针多用于脸部，1寸短针用于头部、手部、胸胁部、背部上焦区等肌肉较薄处或内脏附近，临床以1.5寸针最为常用。

（2）临证选穴配穴

选穴配穴的常用方法有3种。

① 病位取穴，就是选取病患处或其附近的腧穴。

② 经络取穴，就是根据病变部位所在的经络，循经取穴。

③ 经验取穴，是前人临床经验的智慧结晶，如用合谷和复溜治汗证，承山治痔疮，至阴治转胎，隐白治崩漏，阑尾治阑尾炎，百虫窝治皮肤瘙痒，血海治血虚血瘀，四缝治小儿消化不良，胃脘下俞治糖尿病，后溪治颈椎病等。

（3）体位的选择

操作者的体位以方便针刺、易于发挥指力和腕力为最佳选择。模特的体位以方便针刺、易于轻松保持体位为目的，有仰卧位（图2-106）、俯卧位（图2-107）、侧卧位（图2-108）、仰靠坐位（图2-109）、俯伏坐位（图2-110）、侧伏坐位（图2-111）。

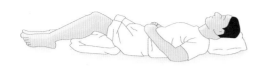

图2-106　仰卧位

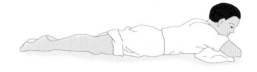

图2-107　俯卧位

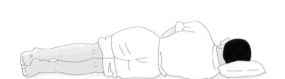

图2-108　侧卧位

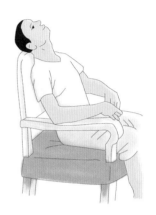

图2-109　仰靠坐位

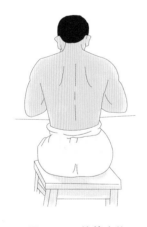

图2-110　俯伏坐位

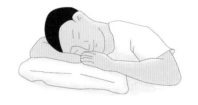

图2-111　侧伏坐位

（4）消毒

① 针具的消毒。目前临床上一般选用一次性无菌针灸针，如若不是，也建议必须严格消毒，专人专用。如果是反复使用的针具，可使用煮沸消毒法和酒精消毒法。

煮沸消毒法的操作：将针具用纱布包好，放入锅中煮沸，水沸后15 ～ 20分钟即可。

酒精消毒法的操作：将针具放于75%的酒精内，浸泡30分钟，取出以酒精干棉球拭干即可。

② 操作者手指的消毒。用肥皂水清洗双手，再用75%酒精棉球将手擦拭干净。

③ 穴位皮肤的消毒。用75%酒精棉球由腧穴中间将四周绕圈擦拭，若使用2.5%碘酒消毒者，可再用75%酒精脱碘。穴位皮肤的消毒应坚持一穴一棉球。

（5）进针手法

① 单手进针法

多用于较短的毫针。当拇、食指向下用力时，中指也随之屈曲，将针刺入，直至所需的深度（图2-112）。

② 双手进针法

a.指切进针法　又称爪切进针法，用左手拇指或食指端切按在腧穴位置上，右手持针，紧靠左手指甲面将针刺入腧穴。此法适宜于短针的进针（图2-113）。

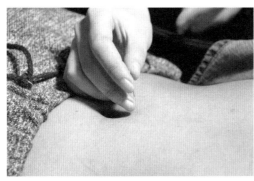

图2-112　单手进针法

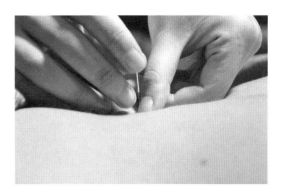

图2-113　指切进针法

b.夹持进针法　又称骈指进针法，用严格消毒的左手拇指、食指夹住针体下端，将针尖固定在所刺腧穴的皮肤表面位置，右手捻动针柄，将针刺入腧穴。此法适用于长针的进针（图2-114）。

c.舒张进针法　用左手食指、中指或者拇指、食指将所刺腧穴部位的皮肤向两侧撑开，使皮肤绷紧，右手持针，使针从左手二指中间刺入。此法主要用于皮肤松弛部位的腧穴（图2-115）。

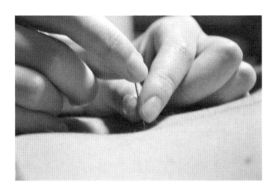
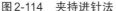

图2-114　夹持进针法

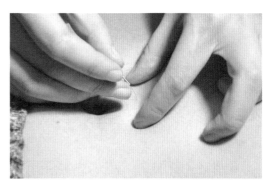

图2-115　舒张进针法

d.提捏进针法　用左手拇指、食指将所刺腧穴部位的皮肤提起，右手持针，从捏起的上端将针刺入。此法主要用于皮肉浅薄部位的腧穴（图2-116）。

（6）进针角度和进针深度

针刺角度常分为三种，即针身与皮肤表面呈90°、45°、15°刺入，这三种刺法分别被称为直刺、斜刺、平刺。进针的深度则根据不同的腧穴和患者不同年龄、体质、病情、部位而有所不同（图2-117）。

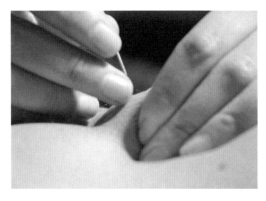

图2-116　提捏进针法

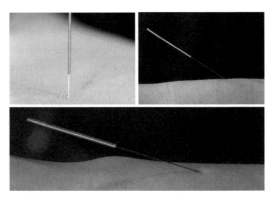

图2-117　直刺、斜刺、平刺

（7）行针手法

① 基本手法

提插法：是将针刺入腧穴一定深度后，施以"上提下插"的操作手法。使针由浅层向下刺入深层的操作叫"插"，从深层向上引退至浅层的操作叫"提"（图2-118）。

捻转法：是将针刺入腧穴一定深度后，施以顺时针或者逆时针方向的捻转动作使针在腧穴内旋转的行针手法（图2-119）。

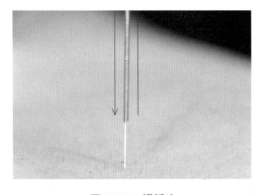

图2-118　提插法

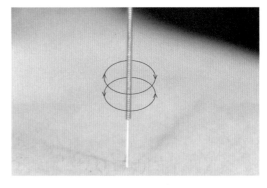

图2-119　捻转法

② 辅助手法

循法：是操作者用手指顺着经脉的循行路径，在腧穴的上下部轻柔地循按的方法（图2-120）。

弹法：针刺后在留针过程中，以手指轻弹针尾或针柄，使针体微微振动的方法（图2-121）。

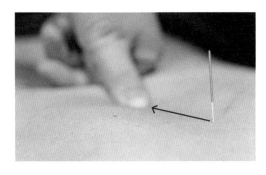

图2-120　循法

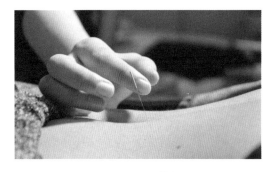

图2-121　弹法

刮法：毫针刺入一定深度后，经气未至，用拇指或者食指的指腹抵住针尾，用拇指、食指或中指的指甲，由上而下或由下而上频频刮动针柄的方法（图2-122）。

摇法：毫针刺入一定深度后，手持针柄，将针轻轻摇动的方法（图2-123）。

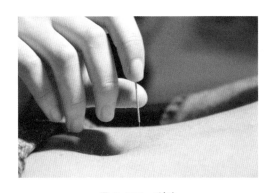

图2-122　刮法

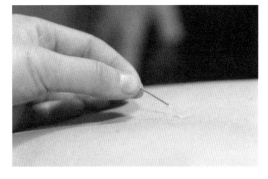

图2-123　摇法

飞法：针后不得气者，用右手拇指、食指执持针柄，细细捻搓数次，然后张开两指，一搓一放，反复数次，状如飞鸟展翅（图2-124）。

震颤法：针刺入一定深度后，右手持针柄，用小幅度、快频率的提插、捻转手法，使针身轻微震颤的方法。

（8）得气

得气是指毫针刺入腧穴一定深度后，

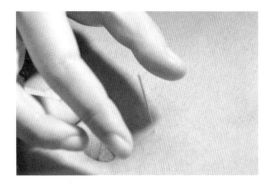

图2-124　飞法

施以行针手法，使针刺部位获得经气感应。是否得气可从两个方面进行判断，即操作者的感受和患者的感受。得气时，操作者的刺手能感觉到空松、虚滑，而患者的针刺部位则有酸胀、麻重等自觉反应，有时会有蚁行感和触电感等。得气是针刺手法成功与否的标志，也是促进临床疗效的需要。

（9）留针和起针

进针得气后，一般再留针20～30分钟。对慢性病、顽固性疼痛、痉挛性疾病可适当延长留针时间。

起针时，一般左手持酒精干棉球置于穴位附近，右手持毫针顺着针刺方向将针拔出（图2-125）。

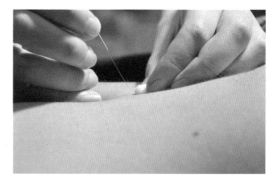

图2-125 起针

4.学生练习针刺美容法

嘱学生在自己手足皮肤上练习，然后在同学的皮肤上进行交换练习。

5.补泻手法

教师边讲解，边示范。

（1）提插补泻 针下得气后，先浅后深，重插轻提，提插幅度小，频率慢，操作时间短，以下插用力为主者为补法；先深后浅，轻插重提，提插幅度大，频率快，操作时间长，以上提用力为主者为泻法。

（2）捻转补泻 针下得气后，捻转角度小，用力轻，频率慢，操作时间短，结合拇指向前，食指向后（顺时针用力为主）者为补法，捻转角度大，用力重，频率快，操作时间长，结合拇指向后，食指向前（逆时针用力为主）者为泻法。

（3）迎随补泻 进针时，针尖随着经脉循行去的方向刺入为补法，针尖迎着经脉循行来的方向刺入为泻法。

（4）徐疾补泻 进针时徐徐刺入，少捻转，疾速出针者为补法；进针时疾速刺入，多捻转，徐徐出针者为泻法。

（5）开阖补泻 出针后迅速按针孔为补法；出针时摇大针孔而不按为泻法。

（6）平补平泻 进针得气后均匀提插、捻转后即可出针。

目前，临床上较为通俗的一种说法是力度小、幅度小、频率小的手法为补法，反之力度大、幅度大、频率大的手法为补法。

6.学生练习补泻手法

学生根据教师示范进行练习。

7.操作练习后整理

① 整理美体床。

② 整理毫针、美容针等用品及材料。

四、小结

1.评价学生操作情况

① 操作的准确度和熟练程度。

② 模特对此项操作的心理感受。

2.操作要点提示

① 进针时腕关节与持针手指动作协调，配合进针；刺手、押手协调配合进针。

② 行针手法幅度和频率可因人而异。

③ 注意进针角度、方向和深度，尤其是胸部针刺，须保护内脏，注意安全。

五、职业岗位能力情景化实训

毛某，女，25岁，演员。由于职业需要，毛某经常使用较重的油彩。一日，化妆部位突然出现红斑、丘疹，有灼热感，瘙痒剧烈，舌红，苔黄，脉数（图2-126）。

（1）请学生说出中医证型、治疗原则和毫针治疗方法

中医辨证：风热型粉花疮（化妆品皮炎）。

治疗原则：宣肺清热，祛风止痒。

治疗方法：选用毫针针刺尺泽、曲池、合谷、内庭、风池、少商，以及皮损局部。

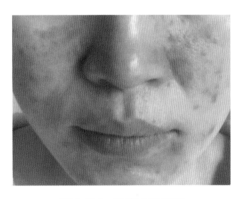

图2-126　油彩皮炎案例

（2）学生分组练习

① 要求规范操作毫针，并讲解所选用穴位的归经、定位、作用、适应证，教师巡视指导、检查。

② 根据治疗方案，填写下列表格。

穴位	归经定位	工具选择（长度）	毫针操作方法 （进针、行针、起针等）	模特感受
尺泽				
曲池				

续表

穴位	归经定位	工具选择（长度）	毫针操作方法（进针、行针、起针等）	模特感受
合谷				
内庭				
风池				
少商				

六、思考与练习

1. 补泻手法有哪些？

2. 对于针刺治疗后的滞针、晕针和血肿，应该如何处理？

3. 叙述针刺美容的注意事项。

4. 练习针刺操作手法。

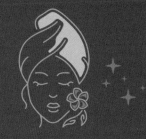

第三章

综合实战运用

技能一　黄褐斑的诊疗

一、教学要求

① 能够独立完成黄褐斑的诊疗过程；能够运用两种以上中医美容方法改善黄褐斑。

② 掌握中医关于黄褐斑辨论治的理论，熟悉黄褐斑的日常养护常识。

③ 养成严格的卫生与无菌操作习惯，培养认真细致、谨慎思辨、一丝不苟的诊疗态度，具备良好的沟通能力。

二、教学准备

人员准备：2名以上黄褐斑患者。

实验室准备：具备较完善的中医美容实训条件。

三、教学过程

1.学习知识点

（1）辨证论治

① 气滞血瘀型

症状：颜面出现黄褐色斑片，月经不调，经前斑色加深，乳房胀痛，烦躁易怒，或伴有胸胁痞胀、纳谷不香，舌质黯，或有瘀点，舌苔薄白，脉弦涩。

治则：疏肝理气，活血化瘀。

药物：疏肝活血汤。

取穴：太冲、血海、期门、膈俞、阳陵泉等。

② 脾虚肝郁型

症状：面色不润，斑色灰褐，状如尘污，四肢倦怠，纳呆便溏，经血不调，月经稀色淡质淡，苔薄或腻，脉弦滑或弦细。

治则：疏肝健脾，调和气血。

药物：逍遥散。

取穴：太冲、血海、三阴交、足三里、阴陵泉等。

③ 肝肾阴虚型

症状：色黑或灰暗，如蒙灰尘，状如蝴蝶，对称性分布；伴头昏，耳鸣，腰膝软弱无力，五心烦热，月经不调，舌红苔少，脉沉细。

治则：滋补肝肾。

药物：六味地黄丸。

取穴：太冲、血海、三阴交、太溪、涌泉、劳宫。

（2）日常养护

平常应避免日晒，外出应涂抹防晒化妆品。正确选择和使用护肤品，避免表皮过度剥脱。饮食中注意摄入富含维生素A、维生素C、维生素E的食物。劳逸结合、保持心情舒畅，避免长期、过度的精神紧张。

2. 案例一

女性，35岁，颜面出现黄褐色斑片，月经不调，经前斑色加深，乳房胀痛，烦躁易怒，纳谷不香，舌质黯，舌苔薄白，脉弦涩（图3-1）。

① 中医美容师完成对顾客的诊疗过程（这里可现场操作或做成视频播放）。

② 教师总结黄褐斑诊疗的三个环节。

a.诊断：气滞血瘀型黄褐斑。

b.治则：疏肝理气，活血化瘀；药物：疏肝活血汤；取穴：太冲、血海、期门、膈俞、阳陵泉等。

c.医嘱（日常养护）。

3. 案例二

女性，42岁，面色不润，斑色灰褐，状如尘污，四肢倦怠，纳呆便溏，经血不调，月经稀，色淡，舌淡，苔薄，脉弦滑（图3-2）。

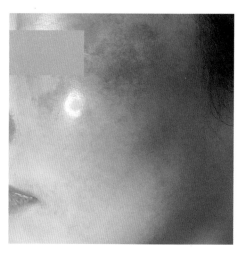

图3-1 黄褐斑（一）

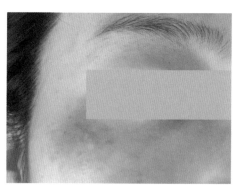

图3-2 黄褐斑（二）

① 中医证型是什么？

② 脾虚肝郁型黄褐斑的表现是什么？如何治疗？

③ 脾虚肝郁型黄褐斑和肝肾阴虚型黄褐斑在临床表现和治疗上有哪些不同？

4.知识拓展

还有三种方法是黄褐斑患者适用的。

（1）花茶　每日喝一杯玫瑰蜂蜜水，口服一勺三七粉。

（2）中药外用　白术、白芷、当归、南瓜子、杏仁碾成细粉，外用洁面或敷面。

（3）日常保健　推拿、刮痧、艾灸等各种补虚化瘀的方法都可以使用。

5.学生练习

服务一名黄褐斑患者，填写病例报告表，采用PPT的形式进行汇报，回答老师和同学的提问，病例报告见表3-1。

表3-1　病例报告表

姓名 _____　专业年级 _____　学号 _____

姓名		性别		年龄		婚否		职业	
病例来源				家庭地址					
有无家族史				电话					
病史摘要	病因								
	临床表现								
	诊断								
	中医证型								
	治疗原则								
	治疗方法								
	日常养护								
	讨论								

四、小结

1.证型与治疗

气滞血瘀型：疏肝理气，活血化瘀——疏肝活血汤。

脾虚肝郁型：疏肝健脾，调和气血——逍遥散。

肝肾阴虚型：滋补肝肾——六味地黄丸。

2.黄褐斑的中医病名为鼈黑斑，基本证型如上，须熟记于心，但又不该拘于此。临床证型远不止三种，除了上述三种证型，黄褐斑还可能是肾阳亏虚型和气血不足型，可分别选用桂附地黄丸和四物丸。经络穴位和外治方法可根据不同证型灵活选用。

3.黄褐斑的中医病名为"鼈黑斑"，总的病机是"虚"和"瘀"，可将辨证论治与辨病论治相结合。

4.本病病因复杂，疗程长短不一，伴有其他慢性病患者疗程较长，病程缠绵，易反复，要坚持治疗。本病为皮肤美容临床的疑难症，激光、西药等治疗效果并不理想，多数黄褐斑患者需仰仗中医的治疗，较能体现中医的特色与优势。多数顾客经过治疗可以减轻或消除色斑。

五、思考与练习

1.课后寻找一名黄褐斑顾客，并对其进行诊治，追踪疗效，1～2个月后展示治疗前后照片，评价疗效及预后。若疗效不佳，分析原因，并以此上交一份病例报告和相应的PPT。

2.制作黄褐斑三种证型在临床表现和治疗方面的鉴别表。

3.查找一种课堂上没提到过的黄褐斑治疗方法，下次课请你进行讲解和演示。

4.使用含有脱色剂或激素类的化妆品治疗黄褐斑会有哪些不良后果？

技能二　晦暗皮肤的诊疗

一、教学要求

① 完成皮肤晦暗的诊疗；能够运用两种以上的方法改善皮肤晦暗。

② 掌握中医关于皮肤晦暗辨证论治的理论，熟悉皮肤晦暗的日常养护常识。

③ 养成严格的卫生与无菌操作习惯，培养严谨、细致的诊疗态度，具备良好的沟通能力。

二、教学准备

人员准备：皮肤晦暗顾客1名。

实验室准备：具备较完善的中医美容实训条件。

三、教学过程

1. 学习知识点

（1）辨证论治

① 肾精虚衰

症状：肌肤晦暗不泽，面色黧黑，头发变白，牙齿松动，听力减退，腰膝酸痛，或足跟痛，或性功能减退，尺脉虚弱。

治则：补益肾精，抗衰延年。

药物：黄芪丸。

取穴：气海、关元、肾俞、命门、太溪、足三里等。

② 血瘀痰阻

症状：面色晦暗，口唇色紫，肌肤甲错，面部红斑或红血丝，或痰多，健忘；舌紫暗，有瘀点、瘀斑，或苔淡暗，苔白腻，脉细缓。

治则：活血化瘀，延年益智。

药物：八味丹坤汤。

取穴：血海、膈俞、足三里、阴陵泉、内关、劳宫等。

（2）日常养护

① 选择防晒化妆品，使用防晒用品；有效地补充水分，保持皮肤的滋润度。

② 口服维生素C、维生素E，多吃黄瓜、草莓、西红柿、橘子等富含维生素C的食物，或进食茯苓、珍珠粉、桃仁、红花、白及、白芷等美白类药物，促进皮肤美白。

③ 少抽烟、少喝刺激性饮料，保证睡眠，放松情绪。

④ 远离人工添加剂，少吃油炸食品，慎用激素和避孕药。

2. 案例

顾客孙某，女，38岁，从事保安工作10余年。本身肤色较为白皙，但最近逐渐晦暗，观察其面部皮肤粗糙、增厚，口唇色紫，面部两颊红血丝，伴饮食不规律，慢性鼻炎，痰多，健忘，舌瘀点，脉缓（图3-3）。

① 中医美容师完成对顾客的诊疗过程。

② 教师总结治疗的三个环节。

a.诊断：血瘀痰阻型皮肤晦暗。

b.治则：活血化瘀，延年益智；药物：八味丹坤汤；取穴：血海、膈俞、足三里、阴陵泉、内关、劳宫等。

c.医嘱（日常养护）。

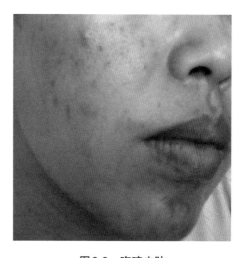

图3-3 晦暗皮肤

③ 问题思考：肾精虚衰型和血瘀痰阻型皮肤晦暗在临床表现和治疗上有什么不同？

3.知识拓展

（1）外治法　梅花水（或其他温和的美白产品）配合微针或梅花针扣刺。

（2）药膳法　红颜酒（大枣、蜂蜜、白酒等）、沙棘茶。

（3）艾灸法　艾灸气海、关元、命门、肾俞、足三里。

4.学生练习

服务一名皮肤晦暗的顾客，填写病例报告表，采用PPT的形式进行汇报，回答老师和同学的提问，病例报告见表3-2。

表3-2　病例报告表

姓名 _____　专业年级 _____　学号 _____

姓名		性别		年龄		婚否		职业	
病例来源				家庭地址					
有无家族史				电话					
病史摘要	病因								
	临床表现								
	诊断								
	中医证型								
	治疗原则								
	治疗方法								
	日常养护								
	讨论								

四、小结

1. 证型与治疗

肾精虚衰型：黄芪丸。取穴：气海、关元、肾俞、命门、太溪、足三里等。

血瘀痰阻型：八味丹坤汤。取穴：血海、膈俞、足三里、阴陵泉、内关、劳宫等。

2. 改善皮肤晦暗主要是通过滋养脏腑、补益气血、疏通经络等方法来达到润肤增白的目的，故要因人因证。皮肤晦暗与早衰有较密切联系，故而在美白皮肤的同时须抗衰老。

3. 若是肤色天生偏黑，属生理性的，可不必过于苛求肤白。无论肤色深或浅，只要红润、光泽，红黄隐隐即是美。

五、思考与练习

1. 课后寻找一名皮肤晦暗者，对其进行诊治，观察疗效，1～2个月后展示治疗前后照片，评价疗效及预后，若疗效不佳，分析原因，并以此上交一份病例报告和相应的PPT。

2. 做一张肾精虚衰型和血瘀痰阻型晦暗皮肤在临床表现和治疗方面的鉴别表。

3. 查找一种我们课上没提到过的针对皮肤晦暗的治法，下次课请你进行讲解和演示。

4. 晦暗皮肤的治疗存在一些误区，比如顾客为追求美白而过度使用换肤技术或功效性化妆品等，这些治疗可能遗留的后遗症有哪些？如何处理？

技能三　痤疮的诊疗

一、教学要求

① 完成痤疮的诊疗及病例报告的填写和叙述；能够运用两种以上中医美容方法改善痤疮。

② 掌握中医关于痤疮辨证论治的理论，熟悉痤疮的日常养护常识。

③ 养成严格的卫生与无菌操作习惯，培养认真细致、谨慎思辨、一丝不苟的诊疗态度，具备良好的沟通能力。

二、教学准备

人员准备：2名以上痤疮患者。

实验室准备：具备较完善的中医美容实训条件。

三、教学过程

1. 学习知识点

（1）辨证论治

① 肺经风热型（白头粉刺、黑头粉刺）

症状：额部较为密集的针头至粟米大丘疹，伴便秘，口干渴，舌苔薄黄，舌红，脉浮数。

治则：祛风清肺。

药物：枇杷清肺饮。

取穴：合谷、曲池、鱼际、劳宫、尺泽等。

② 湿热蕴结型（丘疹、脓疱）

症状：两颊和口周等部较多丘疹、脓疱，腹部胀满，困重，伴口臭、口苦，舌红，舌黄腻，脉滑数。

治则：清热化湿。

药物：茵陈蒿汤和黄连解毒汤。

取穴：合谷、曲池、足三里、阴陵泉、内庭等。

③ 痰瘀凝结型（聚合性囊肿、硬结）

症状：病程日久，全脸或面下部结节、囊肿、脓疱、硬结，月经不调，苔腻，舌质偏紫。

治则：健脾化痰，活血散结。

药物：海藻玉壶汤合参苓白术丸。

取穴：合谷、曲池、足三里、血海、丰隆、三阴交等。

（2）日常养护

少吃甜食、油腻和辛辣刺激性食物，多饮水，多吃蔬菜、水果，保持大便通畅；规律生活，充足睡眠，不熬夜；彻底清洁，炎症期勿用彩妆品；加中药面膜和护肤品；局部放血。

2. 案例一

学生，女，18岁，额部有较为密集的小丘疹，加黑头，伴便秘，口干渴，舌红，苔薄，脉浮数（图3-4）。

① 中医美容师完成对顾客的痤

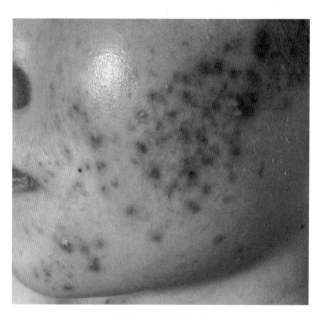

图3-4 痤疮（一）

疮诊疗过程（可现场操作或播放相关视频）。

② 教师总结痤疮治疗的三个环节。

a. 诊断：肺经风热型痤疮。

b. 治则：疏风清热；药物：枇杷清肺饮；取穴：合谷、曲池、鱼际、劳宫、尺泽等。

c. 医嘱（养护）。

3. 案例二

患者两颊和口周较多丘疹、脓疱，偶有红肿疼痛和结节，腹部胀满，好吃辛辣食物，伴口臭、便秘，舌苔黄腻，舌质红，脉滑数（图3-5）。

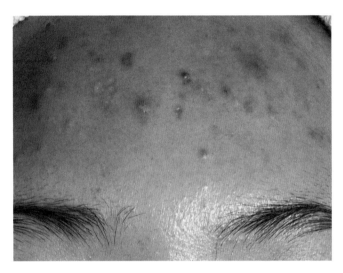

图3-5 痤疮（二）

① 这位患者是哪种证型？

② 如何治疗与养护？

③ 脾胃湿热型痤疮和痰瘀凝结型痤疮在临床表现和治疗上有什么不同？

4. 知识拓展

还有2种治疗方法是这三型痤疮都适用的。

（1）刺络拔罐 可以大椎为主穴，配合肺俞、膈俞、肝俞、胃俞、肾俞等穴。每次取1～3个穴位，出血量约1～5毫升，每周1～2次。实热证患者也可选择尺泽、曲泽、委中等穴做静脉刺血。

（2）中药面膜 面膜组成：白术10克，当归10克，丹参10克，黄芩10克，碾成细粉，和着蛋清或酸奶调成糊状，每周敷2次，每次15分钟。

5. 学生练习

服务1名痤疮患者，填写病例报告表，采用PPT的形式进行汇报，回答老师和同学的提问，病例报告见表3-3。

表3-3 病例报告表

姓名＿＿＿＿＿ 专业年级＿＿＿＿＿ 学号＿＿＿＿＿

姓名		性别		年龄		婚否		职业	
病例来源				家庭地址					
有无家族史				电话					
病史摘要	病因								
	临床表现								
	诊断								
	中医证型								
	治疗原则								
	治疗方法								
	日常养护								
	讨论								

四、小结

1.证型与治疗

肺经风热型：枇杷清肺饮。取穴：合谷、曲池、鱼际、劳宫、尺泽等。

湿热蕴结型：茵陈蒿汤和黄连解毒汤。取穴：合谷、曲池、足三里、阴陵泉、内庭等。

痰瘀凝结型：海藻玉壶汤和参苓白术丸。取穴：合谷、曲池、足三里、血海、丰隆、三阴交等。

2.基本证型须熟记于心，但又不该拘于此，临床证型远不止3种，坚持辨证论治、灵活运用的原则就好。治无定法，安全有效就是硬道理。

3.痤疮的中医病名为"粉刺"，在其治疗过程中，一般前期以泻法为主，但若是泻得太过，易伤脾胃和变成虚证，后期改用补泻结合。

五、思考与练习

1.课后寻找1名痤疮患者，对其进行诊治疗，追踪疗效，1～2个月后展示治疗前后照片，评价疗效及预后，若疗效不佳，分析原因，并以此上交一份病例报告表和相应的PPT。

2.做一张痤疮肺经风热、湿热蕴结和痰瘀凝结三个证型在临床表现和治疗方面的鉴别表。

3.查找一种课堂上没提到过的治法，下次课请你进行讲解和演示。

4.痤疮可能遗留的后遗症有哪些？如何处理？

技能四 衰老皮肤的诊疗

一、教学要求

① 完成衰老皮肤的诊疗；能够运用两种以上中医美容方法延缓皮肤的衰老。

② 掌握中医关于皮肤衰老辨证论治的理论，及延缓皮肤衰老的日常养护常识。

③ 养成严格的卫生与无菌操作习惯，培养谨慎思辨的诊疗态度，具备良好的沟通能力。

二、教学准备

人员准备：2位衰老皮肤患者。

实验室准备：具备较完善的中医美容实训条件。

三、教学过程

1.学习知识点

（1）辨证论治

①气血亏虚

症状：面部或颈部皱纹，伴有面色萎黄，少气懒言，纳呆身重，腰膝酸软，舌淡苔白，脉细。

治则：补益气血。

药物：八珍汤（丸）。

取穴：脾俞、肾俞、足三里、关元、中脘、气海等。

②瘀血内阻：

症状：面部或颈部皱纹，伴有四肢头面部老年斑，皮肤干燥，脱屑，舌质紫暗或有瘀斑，脉沉涩或沉弦。

治则：活血化瘀。

药物：桃红四物汤（丸）。

取穴：血海、膈俞、心俞、肝俞、肾俞等。也可取舌下、曲泽等处适量刺血。

（2）日常养护

① 每日按皮肤肌肉走向进行自我面部按摩。常灸关元、足三里等强壮抗衰保健穴位。

② 避免托腮、皱眉等不良姿势及面部表情。避免皮肤干燥避免使用碱性的肥皂和洁面产品，洗浴时避免水温过高。

③ 注意防晒，锁水，加强体育锻炼，保持心情愉快，保证充足睡眠，良好作息，均衡饮食，适宜的环境，可适当补充富含胶原蛋白的抗老化食物。

2. 案例一

顾客一，女，44岁，面色萎黄，眼周有明显的皱纹，颈部有两条横向较深的皱纹，伴有爪甲苍白，少气懒言，舌淡苔白，脉细（图3-6）。

① 学生完成对顾客的皮肤衰老的诊疗过程。

② 教师总结痤疮治疗的三个环节。

a.诊断：气血亏虚型皮肤衰老。

b.治则：补益气血；药物为八珍汤（丸）；取穴：脾俞、肾俞、足三里、关元、中脘、气海等。

c.医嘱（日常养护）

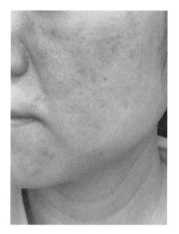

图3-6 衰老皮肤（一）

3. 案例二

顾客二，女，43岁，眼尾皱纹明显，鼻唇沟较深，伴有颈部细小皱纹，四肢有色淡细小的老年斑，皮肤干燥，舌质紫暗，有斑点，脉沉涩（图3-7）。

① 诊断这名顾客为衰老皮肤的哪种证型。

② 瘀血内阻型衰老的表现是什么？如何治疗？

③ 瘀血内阻型衰老和气血亏虚型衰老在临床表现和治疗上有哪些不同？

4. 知识拓展

预防或改善皮肤衰老的其他方法。

（1）美容针法 用美容针在皱纹局部以平刺法针刺。

（2）耳穴美容法 取穴选取肾、脾、肝、肺、内分泌。

（3）药膳法 黄精煨肘：猪肘250g，黄精9g，党参9g，冰糖120g，大枣20枚。以上诸物同入砂锅，加适量清水，武火煮沸，撇尽浮沫后改文火煨至汁胶肘烂。

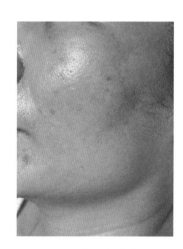

图3-7 衰老皮肤（二）

5.学生练习

服务1名患皮肤衰老者，填写病例报告表，采用PPT的形式进行汇报，回答老师和同学的提问，病例报告见表3-4。

表3-4 病例报告表

姓名_____ 专业年级_____ 学号_____

姓名		性别		年龄		婚否		职业	
病例来源				家庭地址					
有无家族史				电话					
病史摘要	病因								
	临床表现								
	诊断								
	中医证型								
	治疗原则								
	治疗方法								
	日常养护								
	讨论								

四、小结

1.证型与治疗

气血亏虚：补益气血——药用八珍汤；取穴血海、膈俞、心俞、肝俞、肾俞等。

瘀血内阻：活血化瘀——药用桃红四物汤；取穴血海、膈俞、心俞、肝俞、肾俞等。

2.衰老是生命周期中一种必然演变过程。人不可能不老，但可以延缓衰老的进度。皮肤衰老主要以预防为主，注重机体的调理和补益，调理脏腑功能、补益气血以濡养肌肤。

3.在衰老皮肤的治疗中，以补法为主，注重阴阳平衡，调畅气血，从而达到减少或去除皱纹的目的。

4.比较医疗美容的抗衰老方法（如注射除皱、手术除皱、仪器除皱等），你认为中医美容的除皱方法有什么特点和优势？

五、思考与练习

1.皮肤衰老除了皱纹还有哪些表现（老年斑、眼袋等）？它们形成的原因和解决的方法有哪些？

2.预防或改善皮肤衰老还有哪些方法？寻找一种课堂上老师没有讲过的方法，下次课请你来讲解和演示。

3.以自己的长辈或你所服务的衰老皮肤患者为对象，为其制定预防及延缓皮肤衰老的方案，进行 1～2 月的追踪，评价疗效及预后。若疗效不佳，分析原因，并以此上交一份病例报告和相应的PPT。

4.制作衰老皮肤两种证型在临床表现和治疗方面的鉴别表。

技能五 敏感皮肤的诊疗

一、教学要求

① 了解敏感皮肤和过敏皮肤之间的区别，熟悉敏感皮肤的表现特征及护理方法。

② 掌握敏感皮肤相关的辨证论治理论，能够判断皮肤是否处于敏感或过敏状态，并给予针对性的治疗和指导。

③ 养成严格的卫生与无菌操作习惯，培养审慎的诊疗态度，具备良好的沟通能力。

二、教学准备

人员准备：敏感皮肤患者1名。

实验室准备：具备较完善的中医美容实训条件。

三、教学过程

1.学习知识点

（1）复习皮肤敏感和皮肤过敏的特征

① 过敏皮肤的表现特征

轻者局部皮肤发红，瘙痒，起疹；重者皮肤肿胀、脱皮，出现较多过敏性面疱、渗水；严重者大面积蜕皮，甚至出现全身症状如发热、乏力、纳差等。

② 敏感皮肤的表现特征

经常过敏的皮肤为敏感皮肤。其表现特征为，皮肤毛孔紧闭细致，薄而细腻（也有特殊的敏感皮肤呈粗糙状），表面干燥缺水，隐约可见微细血管和不均匀潮红，有时可见到红斑、脱屑等现象；皮肤对季节、气候的变化适应性差，遇冷热变化、刮风、日晒等情况，会出现皮肤发痒；起皮疹。多有过敏史。

（2）辨证论治

① 湿热蕴肤（急性）

症状：上妆后不久，或接触某种过敏原，辛辣刺激致使局部瘙痒，灼热感，面部出现水肿性红斑或密集小丘疹、水疱，舌红，苔微黄或腻，脉滑数。

治则：清热利湿止痒。

药物：清热除湿汤。

取穴：曲池、合谷、足三里、血海、太冲、阴陵泉等。

② 血虚风燥（慢性）

症状：长期过度使用化妆品或皮肤反复过敏，致使皮损色暗，出现色斑，瘙痒，干燥，或见红血丝，或皮肤粗糙肥厚。舌质暗淡，苔白，脉细。

治则：养血润肤，祛风止痒。

药物：四物消风丸。

取穴：血海、三阴交、膈俞、曲池、风池等。

（3）日常养护

皮肤过敏后应马上停止使用化妆品，轻者不需要处理，过敏症状会自然消退；重者可涂用一些抗过敏药膏，但一经好转立即停用；极严重者或伴有全身症状可去医院治疗。

在生活中敏感皮肤的护理还要注意：生活要有规律，保持充足的睡眠，皮肤要保持清洁，在日常保养时应加强保湿；选择化妆品时，尽量使用无香精、无色素、无酒精成分，富含天然成分的护肤品，产品以单一为主，避免频繁更换化妆品；饮食上注意多吃一些水果、蔬菜，少吃鱼虾、羊肉等容易过敏和辛辣刺激的食物，避开过敏原。

2. 案例分析

学生，男，18岁，皮肤薄，干燥，毛孔不明显，两颧骨处有皮屑，红血丝扩张，患者自述皮肤不时有痒感，舌淡苔白，脉细沉（图3-8）。

① 学生完成对顾客的诊疗过程。

② 教师总结诊疗的三个环节。

a.诊断：血虚风燥型皮肤敏感。

b.治则：养血润肤，祛风止痒；药物：四物消风丸；取穴：血海、三阴交、膈俞、曲池、风池等。

c.医嘱（日常养护）。

③ 比较血虚风燥型和湿热蕴肤型皮肤敏感在临床表现和治疗上的异同。

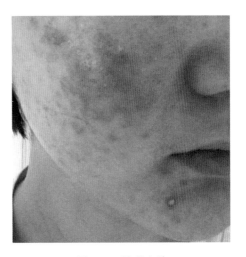

图3-8　敏感皮肤

3.知识拓展

（1）护肤品与过敏

① 过敏主要在于人的本身，而不仅在于过敏原，任何人在某些时候都有可能产生过敏。任何产品在某一时期都有可能成为过敏原。再高档的产品也可能发生过敏。即使某些产品标以"低过敏"或是"敏感皮肤专用"，也可能造成过敏。

② 询问护肤产品的选择和使用情况，相当一部分过敏是由于使用过劣质化妆品或激素类保养品造成的。

（2）改善敏感皮肤的其他方法

① 刺络放血，取肺俞、膈俞。

② 局部艾灸，局部艾灸加穴位艾灸，取风池、曲池、血海、风门。

4.学生练习

服务1名敏感皮肤患者，填写病例报告表，采用PPT的形式进行汇报，回答老师和同学的提问。病例报告见表3-5。

表3-5 病例报告表

姓名_____ 专业年级_____ 学号_____

姓名		性别		年龄		婚否		职业	
病例来源				家庭地址					
有无家族史				电话					
病史摘要	病因								
	临床表现								
	诊断								
	中医证型								
	治疗原则								
	治疗方法								
	日常养护								
	讨论								

四、小结

1.证型与治疗

湿热蕴肤：清热利湿止痒——药用清热除湿汤；取穴曲池、合谷、足三里、血海、太冲、阴陵泉等。

血虚风燥型：养血润肤，祛风止痒——四物消风丸；取穴血海、三阴交、膈俞、曲池、风池等。

2.敏感是一种状态，它只是用来描述一种皮肤特质，是指皮肤脆弱，容易受到各种刺激的影响。而过敏是一种症状，是指皮肤受到各种过敏原刺激后产生的一种红、肿、痒、痛、脱屑、无感炎症期的现象。严重过敏时，可口服抗过敏药，如氯雷他定、地氯雷他定、酮替芬、阿司咪唑等，也可加用三黄洗剂、炉甘石洗剂、黄芩油膏等中药洗剂和膏剂。

3.较常见的过敏原有海鲜、牛奶、蛋类、菠萝、花粉、螨虫、灰尘等，可是随着社会的发展，当今的爱美人士越来越多因为护肤品或化妆品而过敏，如何预防和治疗化妆品皮炎成为一项重要课题。

五、思考与练习

1.课后寻找1名皮肤敏感者，对其进行干预，恢复皮肤屏障功能，追踪1～2个月，然后评价疗效及预后，若疗效不佳，分析原因，并依此上交一份病例报告和相应的PPT。

2.制作敏感皮肤两种证型在临床表现和治疗方面的鉴别表。

3.预防或改善皮肤衰老还有哪些方法？寻找一种课堂上教师没有讲过的方法，下次课请你来讲解和演示。

技能六　肥胖病的诊疗

一、教学要求

① 完成肥胖病的诊疗；能够运用两种以上中医美容方法改善肥胖。

② 掌握中医关于肥胖病辨证论治的理论，及肥胖病的日常养护常识。

③ 培养谨慎思辨的诊疗态度，具备良好的沟通能力。

二、教学准备

人员准备：2名肥胖者。

实验室准备：具备较完善的中医美容实训条件。

三、教学过程

1.学习知识点

（1）辨证论治

①痰湿蕴结

症状：形体臃肿肥胖，伴胸脘胀闷，肢体困重，痰多，舌苔白或白腻，脉滑或濡缓。

治则：祛痰除湿，理气宽中。

药物：平胃散合二陈汤加减。

②脾胃实热（青年）

症状：形体壮实肥胖，伴胸闷腹胀，易饥多食，口干舌燥，怕热多汗，精力过剩，便秘尿黄，舌红苔黄，脉数有力。

治则：清胃通腑，凉血润肠。

药物：清通饮。

③脾肾阳虚（中老年）

形体臃肿肥胖，虚水肿胀，以腰腹、下肢为甚，伴颜面虚浮，神疲乏力，面色㿠白，形寒肢冷，纳少，腹胀便溏，腰酸膝软，舌淡胖，苔白，脉沉迟。

治则：补益脾肾，温阳祛湿。

药物：济生肾气丸合防己黄芪汤。

（2）日常养护

①饮食

饮食的原则是低热能，在平衡膳食基础上控制热能摄入，同时要多运动，消耗体脂，达到减轻体重的目的。

a.养成良好的饮食习惯，一日三餐，定时定量，定期测量体重，按体重调整饮食。不宜一日两餐进食，晚餐不宜过多、过饱，要少食或不食零食、甜食和甜饮料，进食要细嚼慢咽。对食欲亢进易饥饿者及对预防过食主食的办法，可先吃些低热能的菜肴，如青菜汤、拌菠菜、炒豆芽、炒芹菜等。

b.要求食物以煮、蒸、炖、拌、卤等少油烹调方法来制作菜肴，以减少用油量。另外，为防止更多的水潴留于体内，应限制食盐用量。

②运动

运动时间必须持续30分钟以上，一般能到达1小时更好。有氧运动（小、中强度运动）对减肥最为适宜。

运动项目要根据肥胖程度进行选择，大致分为三种情况。

a.对中度以上的肥胖者或体力差的肥胖者，开始时可选择运动量小的项目，并依据自我感觉再循序渐进，逐渐增大运动量。可选择步行、太极拳、体操等项目。

b.对于轻度肥胖者可选择快步走、慢跑、跳绳、打乒乓球、骑自行车等项目。

c.对于轻度肥胖体力较好的可选择游泳、跑步、武术、登山等运动项目。

（3）肥胖的分类

① 单纯性肥胖（95%）

a.体质性肥胖：幼年起病型肥胖病。饮食运动疗效差，多半有遗传史，脂肪细胞增生、肥大。

b.营养性肥胖病：成年起病型肥胖病。20～25岁以后营养过剩引起。饮食运动疗效较好，脂肪细胞单纯肥大而无增生。

② 继发性肥胖（5%以下），即以某种疾病为原发病的症状性肥胖。

（4）肥胖的诊断

① 目前最常用的公认标准是BMI，BMI＝体重/身高的平方（国际单位千克/平方米）。消瘦：体重指数<18.5；正常：体重指数＝18.5～23.9；超重：体重指数＝24～27.9；肥胖：体重指数≥28。标准体重＝身高（米）×身高（米）×22。

② 标准体重计算法：身高<155厘米者，标准体重（千克）＝身高（厘米）－100；身高为155厘米以上者，标准体重（千克）＝[身高（厘米）－100]×0.9。超过标准体重10%为超重，超过20%为肥胖。肥胖又可分为轻度、中度、重度三种。轻度：体重超过标准体重20%～30%；中度：体重超过标准体重31%～50%；重度：体重超过标准体重>50%。

2.案例一

女，32岁，产后1年，已停止哺乳半年，由于怀孕期间和哺乳期间，营养补充过盛。目前形体臃肿肥胖，胸脘胀闷，肢体困重，痰多，舌苔白腻，脉濡缓（图3-9）。

中医美容师将对她进行诊疗。

① 中医美容师完成对顾客的肥胖诊疗过程（可现场操作或播放相关视频）。

② 教师总结肥胖诊疗的三个环节。

a.诊断：痰湿蕴结型肥胖。

b.治则：祛痰除湿，理气宽中。药物为平胃散合二陈汤加减。

c.医嘱：日常养护（饮食、运动）。

3.案例二

男，48岁，形体臃肿肥胖，双下肢肿胀，眼周浮肿，动则气喘，易疲劳，易便溏，喜热饮，怕冷，食欲不振，腹胀，腰酸，舌胖大，苔白，脉迟（图3-10）。

① 中医美容师完成对顾客的诊疗过程。

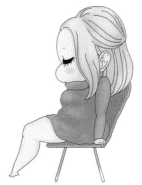

图3-9　肥胖案例一

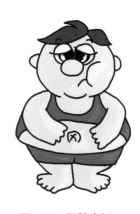

图3-10　肥胖案例二

② 教师总结诊疗的三个环节。

a.诊断：脾肾阳虚型肥胖。

b.治则：补益脾肾，温阳祛湿；药物：济生肾气丸合防己黄芪汤。

c.医嘱（日常养护）。

③ 比较脾胃实热型和脾肾阳虚型肥胖在临床表现和治疗上的异同。

4.知识拓展

有3种改善敏感皮肤的好方法。

① 耳压法　取饥点、神门、胃、大肠、内分泌、三焦，每3～5天换1次，两耳交替。

② 拔罐法　取中脘、天枢、气海、滑肉门、外陵、大横、带脉、髀关、梁丘、血海，以及背俞穴，每周2次，每次留罐10分钟。

③ 推拿法　局部脂肪堆积处行点法、按法、推法、揉法、搓法等推拿手法。

④ 刮痧法　多取脾经、胃经进行刮痧。便秘者可加肺经、大肠经；情绪急躁者加肝胆经；肾虚水液代谢不畅者，加肾经、膀胱经。

⑤ 针灸法　针灸减肥在临床上正被广泛地应用。常用穴位有足三里、三阴交、阴陵泉、梁丘、天枢、大横、带脉、曲池、合谷等。根据患者的肥胖程度，每隔1～3日做针灸1次，长期坚持效果更佳。

成年轻度肥胖者，宜每月稳定减重0.5～1.0千克；中度以上肥胖者常食欲亢进又有贪食高热能食物的习惯，以每周减重0.1～0.5千克为宜。减肥速度太快，会有损健康。

5.学生练习

服务1名肥胖患者，填写病例报告表，采用PPT的形式进行汇报，回答老师和同学的提问，病例报告见表3-6。

四、小结

1.证型与治疗。痰湿蕴结：祛痰除湿，理气宽中——平胃散合二陈汤加减。脾胃实热：清胃通腑，凉血润肠——清通饮。脾肾阳虚：补益脾肾，温阳祛湿——济生肾气丸合防己黄芪汤。

2.肥胖是由于每日的摄入量超过了人体所能消耗的量，因此，"少吃，多运动"才是根本。

3.减肥有很多方法，但是没有任何一种减肥方法是一劳永逸的，减肥是"一辈子的事"，肥胖者应在减肥的过程中养成良好的饮食习惯、运动习惯、作息习惯等。总之，需要改变原有的生活方式，培养健康的生活习惯。可以说减肥不算难，但是如何健康地瘦下来才叫难。

4.减肥不仅需要寻求正确的方法，它更是一种对减肥者毅力的考验。在服务肥胖顾客时应多给予鼓励和心理暗示。

表3-6 病例报告表

姓名_____ 专业年级_____ 学号_____

姓名		性别		年龄		婚否		职业	
病例来源				家庭地址					
有无家族史				电话					
病史摘要	病因								
	临床表现								
	诊断								
	中医证型								
	治疗原则								
	治疗方法								
	日常养护								
	讨论								

五、思考与练习

1.课后寻找1名肥胖者，对其进行治疗和养护，追踪1～2个月，然后评价疗效及预后，若疗效不佳，分析原因，并以此上交一份病例报告和相应的PPT。

2.制作肥胖病三种证型在临床表现和治疗方面的鉴别表。

3.减肥还有哪些方法？寻找一种课堂上老师没有讲过的方法，下次课请你来讲解和演示。

4.肥胖对人体的危害有哪些？

技能七 黑眼圈的诊疗

一、教学要求

① 完成黑眼圈的诊疗及病例报告的填写和叙述；能够运用两种以上中医美容方法改善黑眼圈。

② 了解中西医对黑眼圈的认识，掌握黑眼圈的辨证论治的理论，熟悉黑眼圈的预防。

③ 养成严格的卫生与无菌操作习惯，培养认真、严谨的诊疗态度，具备良好的沟通能力。

二、教学准备

人员准备：2个以上黑眼圈患者。

实验室准备：具备较完善的中医美容实训条件。

三、教学过程

1.学习知识点

（1）辨证论治

① 瘀血内蓄

症状：面黄消瘦症，两目周呈青黑色，或有烦躁、胁胀，肌肤甲错。舌有瘀点或瘀斑，脉涩或弦细。

治则：祛瘀消滞。

药物：开郁行血汤。

取穴：神门、内关、劳宫、血海、膈俞、太冲等。

② 痰饮阻络

症状：眼睑周围皮肤黯黑，兼见胸痞多痰，或有骨节酸痛，纳呆，舌淡苔腻，脉滑。

治则：健脾渗湿。

药物：正容汤。

取穴：神门、内关、劳宫、足三里、阴陵泉、丰隆等。

③ 肝肾阴虚

症状：胞睑周围青黑，头晕目眩，失眠多梦，咽干口燥，腰膝酸软，舌红少苔，脉细数。

治则：滋养肝肾。

药物：六味地黄丸。

取穴：神门、内关、劳宫、涌泉、太冲、照海等。

（2）日常养护

注意劳逸结合，不要过劳；生活有规律，不熬夜，保证充足睡眠；长期眼圈发黑，精神不振，形体日渐消瘦症，建议去医院检查身体，尤其是查下肝肾功能。

2.案例一

女，35岁，胞睑周围青黑，失眠多梦，咽干口燥，腰膝酸软，舌红少苔，脉细数（图3-11）。

① 中医美容师完成对顾客的黑眼圈诊疗过程（这里可现场请老师或优秀的学生操作）。

② 教师总结黑眼圈治疗的三个环节。

a.诊断：肝肾阴虚型。

b.治则：滋养肝肾；药物：六味地黄丸；取穴：神门、内关、劳宫、涌泉、太冲、照海等。

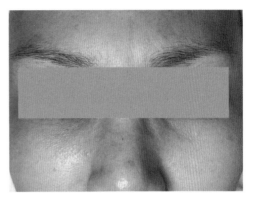

图3-11 黑眼圈案例（一）

c.医嘱（日常养护）。

3.案例二

女，38岁，面黄消瘦，两目周呈黑色，情绪烦躁、胁胀，舌有瘀点，脉涩（图3-12）。

① 这是黑眼圈的哪个证型？

② 瘀血内蓄型黑眼圈和痰饮阻络型黑眼圈在临床表现和治疗上有哪些不同？

4.拓展

通过中医外治的方法也能改善黑眼圈。

（1）中药眼贴膜　缓和二神丹。

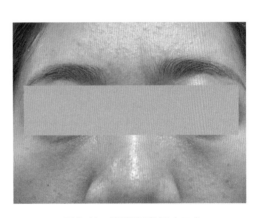

图3-12 黑眼圈案例（二）

（2）推拿按摩　眼周穴位（晴明、攒竹、鱼腰、丝竹空、太阳、瞳子髎、球后、承泣、四白）依次点按，每日坚持按20圈。

（3）灸法　灸眼周色素沉着处。

黑眼圈总的病机是眼周微循环不畅导致眼眶周围色素沉着。

5.学生练习

服务1名黑眼圈者，填写病例报告表，采用PPT的形式进行汇报，回答老师和同学的提问。病例报告见表3-7。

表3-7 病例报告表

姓名_____ 专业年级_____ 学号_____

姓名			性别		年龄		婚否		职业
病例来源					家庭地址				
有无家族史					电话				
病史摘要	病因								
	临床表现								
	诊断								
	中医证型								
	治疗原则								
	治疗方法								
	日常养护								
	讨论								

四、小结

1.证型与治疗

瘀血内蓄：药用开郁行血汤。取穴神门、内关、劳宫、血海、膈俞、太冲等。

痰饮阻络：药用正容汤加减。取穴神门、内关、劳宫、足三里、阴陵泉、丰隆等。

肝肾阴虚：药用六味地黄丸加减。取穴神门、内关、劳宫、涌泉、太冲、照海等。

2.目前国内治疗黑眼圈主要针对引起此症的原发疾病进行治疗，治疗效果喜忧参半。

3.可配合眼部微电流仪进行治疗。

五、思考与练习

1.课后寻找1名黑眼圈顾客，并对其进行治疗，追踪疗效，1个月后展示治疗前后照片，评价疗效及预后，若疗效不佳，分析原因，并以此上交一份病例报告和相应的PPT。

2.做一张黑眼圈三个证型在症状、治则和治法方面的鉴别表。

3.查找关于黑眼圈的其他治疗方法，下次课请你进行讲解和演示。

参考文献

[1] 傅杰英. 实用经络美容七讲. 北京：人民卫生出版社，2004.

[2] 聂莉，刘宁. 美容中医技术实训教程. 北京：人民卫生出版社，2010.

[3] 黄霏莉，佘靖. 中医美容学. 北京：人民卫生出版社，2011.

[4] 冯桂冰. 中医英语. 北京：高等教育出版社，2012.

[5] 刘宜群. 中医美容学. 北京：中国中医药出版社，2018.

[6] 石学敏. 针灸学. 北京：中国中医药出版社，2002.

[7] 向阳，赵田雍，向云飞. 拔罐美容技法. 北京：中国中医药出版社，2008.

[8] 张秀勤，王振山. 张秀勤全息经络刮痧美容. 北京：人民军医出版社，2010.